副読本・
よりよく生きる学

それが
メンタルヘルス
です

昭和大学教授
中田 輝夫

株式会社 新興医学出版社

メンタルヘルス（精神保健）は本当はオモシロイ
－序文に代えて－

　学生時代に出身校（現・昭和大学）の附属烏山病院（単科精神病院）に実習に行った時のこと，当時同病院は東京の精神病院ご三家の一つに数えられた進歩的な病院で，体系化された治療システムには目をみはるものがあった。実習の最後に指導教官であった多賀谷譲先生に，生意気にも「成る程当院の治療システムの素晴らしいことはよく解りました。でも，病気になる前の人はどうするのですか？」と質問した。先生は「それは面白いね。是非君が精神科に入局してやってほしいね」といわれた。それがきっかけで私は精神医学の道を選んだのであったが，この「健康者の精神医学」という考えはずっと持ち続けていた。

　これが当時の呼び名で精神衛生というものだったことを知ったのは精神科の医局に入局してからで，恩師・塩崎昇吉名誉教授はその頃電電公社（現・NTT）で顧問医として職場の「精神衛生管理」に関与しておられた関係から，その方の研修をさせていただく機会をもった。まさにそれが今日いうメンタルヘルスの実践の場であった。

　そのうちに大学附属の看護学校で「精神衛生」の講義を担当することになった。私としては願ったりかなったりのつもりだったが，渡された教科書を見てがっかりした。なんとまあオモシロクないシロモノなのである。そのときは止むを得ず，教科書に添った講義しかやらなかったが，以来このオモシロクもないシロモノをいつかはオモシロク講義する機会をもちたいと思っていた。

　数年前になってやっとその機会が回ってきた。今度は介護福祉士が対象である。しかし教科書はあいも変わらずオモシロクないシロモノでしかない。おまけに卒業時共通試験があり，何題かは精神保健関連の問題があるということなので，ある程度はそれを視野にいれなければならない。しかも共通試験問題はやたらと疾患関係の問題が多い。こんな内容では本当の意味でのメンタルヘルスをオモシロク教えることなどできっこない。それならいっその

こと自分流の本を書いてやれと思って筆をとったのがこの本である。

近頃は医学関連の職種……コ・メディカルと呼ばれる職種も増えた。メンタルヘルスはそのどの職種にも必要な素養であり，医療職でなくてもたとえば会社の中間管理職である人にとっても必要な素養である。そういう人々にも読んで頂けたらと考えた。

前著「副読本・医療こころ学」も本質はメンタルヘルスの本だと，東海大学五島雄一郎名誉教授が喝破して下さったのであるが，本書はもう少しコンパクトにして，あまり構えなくても読めるように工夫してみた。また本書も前著同様，「ごった煮の副読本」の域を出ないものと思うが，実用面で何らかのお役に立てれば幸いと思う。刊行にあたり版元・新興医学出版社の服部治夫，永年のパートナーのイラストレーター・浅見美寛両氏に感謝したい。

平成十四年六月のW杯世界大会閉会式の吉日

著者記す

本書の構成

「精神保健」の各教科書の項目を見ると，大体次のような事項が盛られている。
1) 精神保健の意義，歴史
2) 各年代（ライフサイクル）での精神保健
3) 各生活の場での精神保健
4) 精神保健関連の法規，制度，社会資源等

これらは一応精神保健の基本にはちがいないが，これをダラダラと述べるからオモシロクなくなる。本書ではその要点に留め，なるべく見開き2頁でまとめるようにした。

1．精神保健の意義と歴史

精神保健は人間を理解する上で大変役立つばかりでなく，前述したように自分自身を守ってくれる心得であるとともに，後述するように「よりよく生きるてだて」であることに尽きる。詳細は各項目の中で述べるようにした。歴史は「処遇史」に字数を多く使う本が多いが，精神保健史は処遇史と決して同じではない。そんな歴史を長々と展開するとオモシロクなくなるので，関係法規（101頁）の箇所に略記した。

2．各年代の精神保健
3．各生活の場での精神保健

この二つを分離して考える意義があるだろうか？　似たようなことを繰り返すだけに思えてならない。主たる「生活の場」は年代で決まるものだから，この二つは立体的に見られることになる。話を身近にするために主人公に1958年生まれ，この年プロ入りしたかのスーパースターの名をとった茂雄さんと，その数年後に登場した，これまた有名な人形と同名の里香さんの夫妻をあてた。これに各年代でよく見られる（好発年齢）疾患や問題点，その対策等を入れ，全体として平均的な人の半生を構成してみた。

4．関連法規・制度・社会資源

　勘ぐって考えればこの部分は行政者のPRではないかと思うほどこの科目でのヤマになっているのだが，これも図で示した方がわかりやすいのでそのようにした。

5．その他

　本書では「分かち合うメンタルヘルス」として，広い意味の医療者や組織の中間管理職等で相談にあずかる立場の人が心得ておくとよい項目を一つの章にまとめた。

　また索引には最近5カ年間（第86回—第90回）の看護師国家試験問題の出題項目に＊印をつけた。最近の医療職各職種の国家試験では科目の明示が行われないのが普通で，精神保健の問題と特定するのが困難（疾病に関する問題が多い）な点があるが，内容から推定した。また看護師以外の職でも傾向は似たりよったり，のようである。参考にしていただきたい。

目　次

メンタルヘルス（精神保健）は本当はオモシロイ
　——序文に代えて—— ……………………………………………… i
本書の構成 ……………………………………………………………… iii

第1章　メンタルヘルスは「よく生きるため」のチエ …………1
　1．「生きる」ことについて ………………………………………2
　2．生きることのモノサシ …………………………………………3
　3．生き方のおおもと・こころのカタチ …………………………4
　4．こころのツクリと症状 …………………………………………5
　5．生き方の健康度 …………………………………………………9
　6．生き方への脅威・ストレス …………………………………14
　7．自律神経失調症の意味 ………………………………………17
　8．精神病ではない心身症 ………………………………………18
　9．生活習慣病 ……………………………………………………19
　10．生き方と適応 …………………………………………………21

第2章　一生のメンタルヘルス …………………………………26
　1．胎生期 …………………………………………………………27
　2．出産をめぐって（周産期） …………………………………28
　3．新生児・幼児期 ………………………………………………29
　4．新生児期から幼児期までに起こりやすい疾患 ……………31
　5．乳幼児のいる家庭のメンタルヘルス施策 …………………32
　6．幼児期—学童期 ………………………………………………34
　7．幼児期—学童期に起こりやすい疾患 ………………………35
　8．性格のなりたち ………………………………………………36
　9．学童期 …………………………………………………………37

10. 学童期に起こりやすい疾患 …………………………38
   11. 学校の精神保健施策 ………………………………39
   12. 思春期前期 …………………………………………40
   13. 思春期前期に見られる疾患 ………………………41
   14. 性の問題 ……………………………………………42
   15. 思春期後期 …………………………………………43
   16. 青年期 ………………………………………………44
   17. 青年期の疾患 ………………………………………45
   18. 職場のメンタルヘルス・サービス ………………46
   19. テクノストレス ……………………………………47
   20. 壮年期（熟年期）…………………………………48
   21. 壮年期の疾患 ………………………………………49
   22. 共依存とアダルトチルドレン ……………………50
   23. 初老期 ………………………………………………51
   24. 老年期 ………………………………………………52
   25. 晩年に多い高得点ストレス ………………………53
   26. 地域のメンタルヘルス ……………………………54

第3章　分かちあうメンタルヘルス ……………………55
   1. その意味 ……………………………………………55
   2. キュア（cure）からケア（care），更にシェア（share）へ
       ……………………………………………………………56
   3. 相手を知る …………………………………………57
   4. 「聞く」と「聴く」………………………………58
   5. 話しやすい雰囲気づくり …………………………59
   6. ものの考え方としてのミクロ・マクロ …………61
   7. 生き方の背景 ………………………………………62
   8. 年頃の子供の叱り方 ………………………………67
   9. 精神科の受診・入院の意味 ………………………68
   10. サラリーマンの生き方 ……………………………70

11. 回復者への接し方	72
12. 自殺とその予防	73
13. 不安の処理に問題のある人々	75
14. 痴呆の評価と問題点	80
15. 介護はプロに力を借りる	81
16. 回想法というアプローチ	82
17. 生き方とQOL	84
18. 死生観の移り変わり	88

第4章 自分自身のメンタルヘルス ……89
1. 医療者のメンタルヘルスの実情 ……89
2. 事故とメンタルヘルス ……91
3. ストレス・コーピングの基本・4R ……92
4. 自分の困った性格にどう対処する? ……95
5. セルフ・ケアとグループワーク ……97
6. 生き方と宗教 ……99

第5章 法規と制度 ……101
1. 精神保健に関係する法規 ……101
2. 精神保健福祉法の主な規定 ……102
3. いろいろな施設・制度・施策 ……103
4. メンタルヘルス対策の体系 ……104

エピローグ・橘曙覧の生き方 ……105

索　引 ……107

第1章　メンタルヘルスは「よく生きるため」のチエ

　「メンタルヘルス」を文字どおりに訳せば「精神的健康」となるが，「精神」にしろ，「健康」にしろ，どっちも目に見えないものだから，一般の人にとってはこれだけでは何のことかピンとこない。ましてやその「維持・増進」などといっても，どんなことをすればよいのか全く見当がつかない。

　これまでこの「メンタルヘルス」の定義についてはいろいろな表現が試みられてきたようなのだが，敢えてこの本では標題のように**「よく生きるためのチエ」**とまず定義しておきたい。

　そうなるとまず「よく生きる」とはどういうことかという話から始めなければならない。私たちはとにかく毎日生きている（そりゃそうだ，生きていない人間がこの本を手に取ることはないのだから）。しかしそれが「よく生きている」かどうかとなると少々怪しくなる，というのが多くの人の感想だろう。

　今「よく生きる」といった。その「よく」とはどういうことか？　では反対に「わるく生きる」ということがあるのか，と疑問をもつ人が出てこよう。ここでいう「よく」とは「良し悪し」のことではない。何かに必死になって努力をして，その結果自分自身でも「よくやった！」と自分にいう，あのときの「よく」なのである（もっとも「善戦」ということばもある。こういうときはたいてい敗けた場合のことになるが…）。

　あたりまえのことだが，人は一度しか生きられない。そのたった1回しか経験できない人生を，同じことならそういう意味で「よく」生きたらよいのではないか？　とすればそのためのノウハウはどんなことになるのか？　その答えこそまさに**メンタルヘルス**そのものなのだと私は考える。それを以下お話していくことにしよう。

　余　談　60年代の黒沢明監督作品に「生きる」という名画がある（収録ビデオあり）。ある市役所の万年課長が胃ガンになり，余命いくばくもないと悟った彼は，それまでとうって変わって児童公園建設運動の推進役を努める。公園は完成し，その一角のブランコに座った彼はそこで息を引き取る…。まさに価値ある「生」である。

1 「生きる」ことについて

　生きることが単なる生物学的な現象だけに留めるならば，人間だけではなく「宇宙船地球号」に乗り合わせたすべての生き物がそれこそ「生きて」いる。カゲロウのようにたった1日だけの命しかないものもあれば，象のように人間よりも長い寿命の持ち主もいる。人間だって全く「植物化」したまま，器材のはたらきのおかげで生き続けている人もいる。それだって生命活動が継続しているという現象としては「生きている」ことに変わりはない。

　だが普通の人間の場合，「生きている」ということは少々その意味が違っているようだ。たしかに毎日毎日という断面では，あまり大きな変化もなく，ただ生命活動の継続に身を任せているだけのようなところもある。これをもっと長い時間のスパンで見た場合には，多分そこにどんな形でか「こう生きよう」とした**意図**が見えるだろう。これが大事なポイントなのである。

　人生のある時点で誰しもがこの意図を一旦はもつことになる（このことの詳細については43頁に譲る）。そしてそれを方向づけるのがエリクソン（1902-1999）の，英語でいうIdentityである。この訳語は日本語では「自己同一性」と呼ばれているが，何ともわけのわからぬことばなので私は「ヨリドコロ」と呼ぶことにしている。

　そのヨリドコロに支えられて，いわば船の舵をとるように「人生航路」をたどっていくのであるが，実際の航海と同様この航海も決して平穏無事にとはいかない。思わぬ逆風が吹き，前進できない日もある。あるいは突然の大シケに出遭って，沈没の危機に襲われることもあるかもしれない。そうしてもみにもまれていくうちに，いつしか生涯に割り当てられた総エネルギーを使い果たしてしまうことになるかも知れない。

　その航路がやがて終わりにさしかかろうというときに，それまでの航路を振り返ってみて，果たしてそこに満足できるものがあったかどうか。満足できたのなら如何に波乱に富んだものであっても，それこそ「よく」生きたことになろうし，満足できなかったものなら如何に運や経済力に恵まれていたのであっても，決して「よく」生きたとはいえないであろう。

　では一体その差はどこから生ずるのであろうか？

2 生きることのモノサシ

　なにごとにもモノサシがある。「生きる」こと，すなわち「生き方」にもそれはある。「正しい」－「正しくない」というモノサシもその一つであろう。倫理・道徳からいえば「正しく」生きるべきではあろうけれど，生身の人間にとってこれはきゅうくつ至極で，肩のこりそうなモノサシである。
　では「上手」－「下手」というモノサシはどうか。「上手」な生き方というものもなくはない。世の中には要領のよい人がいて，うまく世の中を渡っていく。法すれすれのことをやって，刑法上の処罰を受けることもなく，ウマク金もうけをして優雅な暮らしをしていられる。しかしそのようにできる人は多くない。大部分の人は「下手」な生き方しかできないと思っているし，下手なればこそあれこれと悩みが尽きないし，それがあるからちっとも幸せでなんかありはしない，と考えている。
　私はそこに「無理がある」－「無理がない」というモノサシを考えたい。江戸時代の心学者・柴田鳩翁（きゅうおう，1783-1839）はその道話（どうわ）の中で「『仁（じん）』と申すことは，ひっきょうトント無理のないと申すことでござります。この無理のないのが，人の心じゃと，孟子は仰せられました」と述べている。この「仁」とは孔子の論語によく出てくることばで，理想的な人格者という意味であるのだが，鳩翁は判りやすくこれを説くのにそのような表現を使っている。そういう意味ではこの考え方は決して新規なものではない。
　「無理がない」とは「自然に従う」ことでもあり，「行雲流水（こううんりゅうすい）」，すなわち風によって動かされる雲のように，高いところから低いところに流れていく水のように，自然のなりゆきにまかせるということばもあった。西行，芭蕉などの歌人俳人や僧・良寛もそうであったろうし，近くは人気のある放浪の俳人・種田山頭火もそうであったのだろう。
　そういう生き方が「よく生きる」ことに他ならない。今挙げた人たちはいずれも歴史的に著名人でごく普通の人ではないが，こういう生き方があるという見本だと思っていただけたらよい。自分なりの無理のない生き方をどう見つけるのか。実はその方法がメンタルヘルスに他ならない。

3　生き方のおおもと・こころのカタチ

　生き方は一つの方向性である。方向をもったウゴキである。ふだん空気というものがあるとは理解していても，目に見えないものだから意識されることはないが，風が吹くことで気づくように，一体に目に見えないものはこのウゴキがあることでそれと知られるものである。

　生き方のおおもとは勿論こころである。このこころも目に見えないものではあるけれど，ギリシャ時代の昔からもしカタチとして表せばどんなカタチになるかという問題は議論されてきた。今でもこころを表すカタチとしてハート型が画かれる。バレンタイン・デーに贈られるチョコレートは大抵そんなカタチである。ハート型は心臓のカタチである。日本語でも古くは「心（しん）の臓」といった。一時はこころの宿るところと考えた名残りである。

　ギリシャの昔，プラトンは情欲，気概，理性がこころの３要素とした。

　彼によるとこころの理想的なあり方が魂で，それぞれ節制，勇気，智慧の３面をもっているとした。そのうえ彼はこのカタチを一つの国にまで拡張し，「理想国家」として画いた。

余談　プラトンの考えでは情欲に相当するのが農工商人，勇気が期待されるのが軍人官吏，そして理性ある哲学者が最上位に君臨するという構成が国家としての理想像であるとした。この理想国家論は下って第２次大戦前のナチス・ドイツで利用された。

　今日こころのカタチは次頁のイラストのように考えられている。すなわち全体が地上３階・地下１階という４階構造になっていて，各階はそれぞれにハタラキをもっている。以下それについてお話していこう。

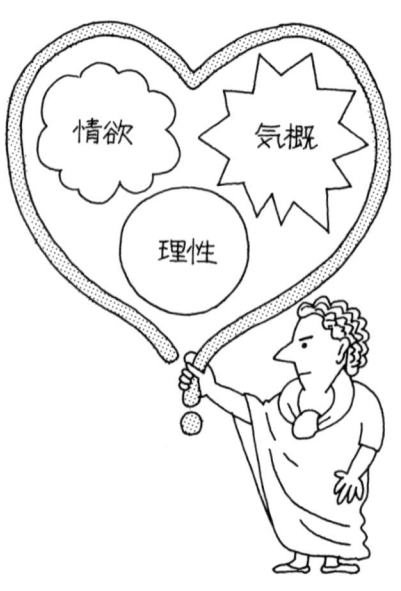

4　こころのツクリと症状

　カタチ（形態）を細かく見ていくと，そこにいくつかの，それを構成するものが見えてくる。これがツクリ（構造）で，こころにもツクリがある。

１F＝「意識」

　「こころ」の一階は「意識」という「こころ」の土台になっている。ここはちょうどパソコンのディスプレイやテレビと同じように「オフ・オン」，スイッチが入ると画面が明るくなるようなハタラキである

　朝目を覚ます。まわりの様子が目に入ってくる。見慣れた自分の寝室。段々とはっきりしてきて，今日はこんな予定だったということも頭に浮かんでくるようになる。この状態が**意識清明**という状態，つまりはっきり目覚めてあたりに十分注意が行き届いている状態である。

　夜。いつものように眠くなってくる。いつしか夢心地。意識が次第に「オフ」になっていく。誰もが毎日経験すること（生理的）である。

　【症状】意識は舞台に例えるとわかりやすい。舞台には照明があり，明るいか暗いかが問題になる。全部の照明が点灯されて明るいのが**意識清明**で，全部が消えて真っ暗になれば**昏睡**である。その間には軽度，中等度の状態がある。これを**意識障害**という。さらにこの軽度，中等度の段階で他の症状を伴っている場合を**意識変容**と呼ぶ。よく見られるのが幻覚や錯覚を伴う**せん妄**で，脳血管性痴呆やアルコールの禁断現象で見られる。

　これは例えれば照明の電球が一部消えてうす暗くなり，そのために俳優が小道具に躓つまづいて転倒し，いうべきセリフが出ず，相手役もそこで当惑してしまって混乱が起こったような状態である。意識障害や意識変容は多くは脳あるいはそのまわりにはっきりとした病変がある場合か，あるいは身体全体の病気の影響を脳が受けた場合である。

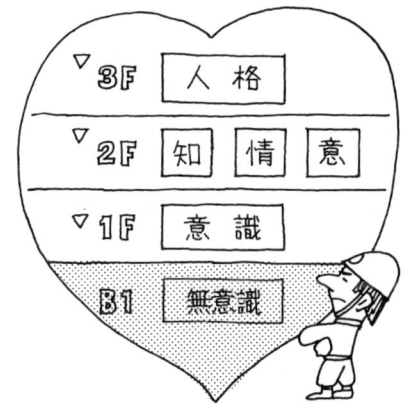

2F＝「知・情・意」

二階のハタラキは「知・情・意」とよばれる。

1．知の面

「知」は**知能，知覚，思考，記憶**などを含むのであるが，最近は情報器材になぞらえられて外から情報がインプットされ，それが処理されることが一連のプロセスとみなされて「**認知**」という語が使われるようになっている。

【**症状**】知能の発達障害を**知的障害**，後天的に低下したものを**痴呆**という。知覚では実際にある刺激を他のものととりちがえるのを**錯覚**，実際にないものをあるとするのを**幻覚**という。思考ではスジミチが通るかどうかがまず問題になる。通らない場合を**支離滅裂**という。そのおおもとには一つ一つの概念がうまくつながっていないということがあり，これを**連合弛緩**という。次にテンポの問題で景気よく早まるのが**観念奔逸**で躁状態のときの特徴である。逆に遅くなるものに二通りあって，自動車の動きに例えれば「ノロノロ運転」という，全般的にスローダウンするのが**思考制止**でうつ病にみられ，高速道路の料金所付近にさしかかった車のように断続的にダウンするのが**思考阻害（または思考途絶）**といって統合失調症（旧精神分裂病）で見られる。内容が「根拠不確実なままに思いつき，確信をもち，訂正不能な考え」を**妄想**という。記憶では覚え込むことが記銘で，その障害が**記銘力減弱**で，思い出すことを**追想**，その障害が**健忘**（但し期間が限定される）である。

余　談　精神症状は医学や関連学問を習う学生が自分で体験することのないものなので，理解がきわめて難しい。その最たるものが**自我意識障害**で，これは①限界性，②能動性，③単一性，④同一性の各障害という4点とされている。これを読んですぐ理解できる人は滅多にいるまい。自我意識とは「自分をどうとらえるか」ということで，①の限界性とは自分と他人（生物学的に「別の個体」の意味）とが区別されているかどうかということで，これが障害されて自他が一体になるという体験をいう。これは宗教の教祖級の人だけが体験することで，自分と信じている神仏と合体し，忽然と目を開くという宗教的体験で**恍惚**という。②は行動の主体が自分でなく，他人にあり，その意思でコントロールされることで**させられ体験**という。③はある瞬間に自分がもう一人存在するという**二重身**，④が近頃関心を引く**多重人格**（交代人格）である。

2．情・意の面

「情」は感情で，こころの中で一番よく動く部分である。その動き方の中で小さく揺れ動く部分を「**気分**」，一時的ながら大きく動く部分を「**情動**」（一般には「感動」）と呼ぶ。「意」は「**意欲**」という語で一括されるが，これは「意志・欲動」という語の頭の一字ずつをとった語である。「**意志**」は「欲動」をコントロールするハタラキで，欲動は生命を維持するのに欠くことのできない「生理的欲求」（または第一次欲求，例えば食欲）と，社会生活をする上で欠かせない「社会的欲求」（または第二次欲求，例えば金銭欲）とから成っている。なおこの感情と意志の現れ方の傾向を**性格**と呼ぶ。性格のことは別項（36，62頁）に譲る。

【**症状**】気分の障害は宝くじに当たったわけでもないのに爽快な状態になる**躁状態**，その全く裏返しに親が死んだわけでもないのに沈うつな気分になる**うつ状態**，情動の障害ではコントロールが利かなくなってやたらに涙ぐんだり，笑ったりするのを**情動失禁**という。**感情全体**が鈍ってしまうのが**感情鈍麻**で統合失調症（旧・精神分裂病）の主要症状である。意欲の障害では，まず欲動全体が低下する**自発性減退**で，意志の障害ではその統制が強まると全く動きが止まって一見意識障害のように見える**昏迷**となり，逆に弱まると**衝動行為**が起こる。

余　談　統合失調症の症状の中には奇妙なものが見られることがある。あるタイプでは１日中同じ行動を続けたり（**常同症**），問いかけにオウム返しに答えたり（**反響言語**）あらゆる働きかけをにべもなく拒否したり（**拒絶症**），腕などを持ちあげてやるといつまでもその姿勢を保持する（**カタレプシー**）という態度をとることがある。いずれも意志の統制の仕方がゆがんでしまった結果と考えられている。

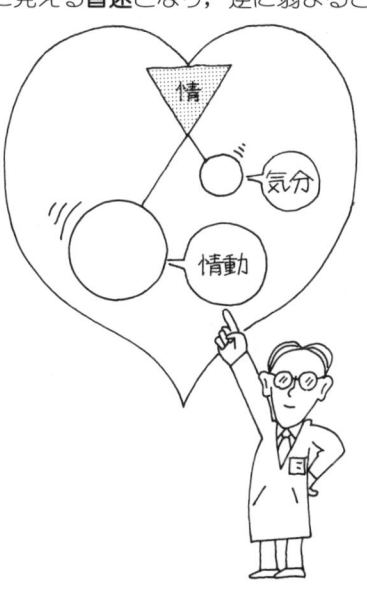

3F＝「人格」

　三階はいわば二階の「コントロール・タワー」で，二階の「知・情・意」はおのおのバラバラに動いているのではなく，この三階のタワーによってコントロールされ，場面にふさわしい行動がとられるようにされている。「あの人は『人格者』だ」という場合の「人格」とは全く意味がちがう。

　【症状】この面の症状は統合失調症（旧・精神分裂病）が治療の機会をもたないままに放置された場合の症状で感情鈍麻や自発性減退が進み，日常生活すら円滑に行なえない状態（**欠陥状態**）になる。

Ｂ１F＝無意識

　地下一階はいわばこころのごみ箱である。それまでの人生で経験した不愉快な体験，思い出したくないことの一切をここに閉じ込めていて，普段はそのことを忘れていられる。そんな地下室があることすら気づかない。ときとしてここの内容は思ってもみない行動を生んだりすることがある。

　【症状】無意識の世界に起こる症状として，一番判りやすいものはヒステリーの症状である。ヒステリーは**疾病逃避**，つまり無意識のうちに病気に逃げ込んで当面する困難な事態を避けようとして，さまざまな身体病のコピーとでもいうべき多彩な症状を見せる。臨床検査では勿論それに見合う結果は出ない。

　余　談　この地下室を発見したのはフロイトで，彼は当時今のオーストリーにいたが，ときの国会議長が国会の開会宣言の際，閉会を宣言して満場の失笑を買った事件を，その議長が無意識の中でこの面倒な会議が早く終わればよいと考えたせいだと推論した。このことがきっかけで精神分析療法が案出された。

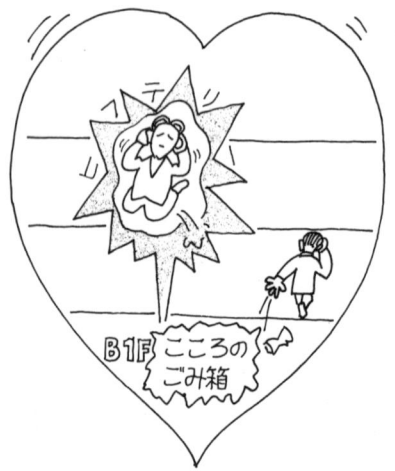

5 生き方の健康度

生き方に無理があるということは,生き方が健康的でないということである。健康的でなければ不健康状態にあることになる。

1. 健康・不健康・ヤマイ

ここで一旦「不健康」のことにふれておく必要がある。一般に健康の反対語は病気だと考えられている。小学校4年くらいの国語の試験問題ならそれで正解とされるかも知れないが,現実の問題としては正しくないのである。

健康の反対語は「不健康」であり,その不健康の中にヤマイ(病気)は含まれていて,決して不健康=ヤマイではない。そうなると「ヤマイでない不健康」があることになるが,一番判り易いのは風邪である。

1年に数度は誰でもひくこの風邪も治し方はいろいろで,医療機関を受診することばかりとは限らない。焼きねぎ,鍋焼きうどん,卵酒等々言い伝えられている治療法によって症状が軽くなりさえすれば,それは病気には入らない。何故なら「病名」がつかないから。一方医療機関を受診した人の方はたとえ1日しか診療を受けていなくても,「急性上気道炎」だの「感冒症候群」だのというイカメシイ病名がつけられる(そうしないと医療機関は健康保険での診療報酬が受けられないから)ことになる。

余 談 健康から病気になる過程を「未病」ととらえ,より有効な予防法を考えていこうという動きがある。「未病学会」という新学会がそのうち設立されるかも知れない。

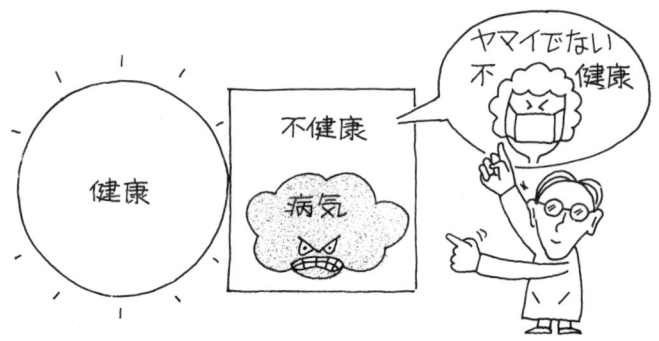

2．ヤマイ（病気）とは何か

　ヤマイ（病気）とは「体のどこかに病変があって起こるもの」という定義は正しくない。どう調べても体に病変は見当たらないノイローゼというドイツ語の病名で知られている「病気」もあるのだから。

　私は敢えて「**自分を過剰に意識する状態**」と定義したい。体に病変があるかどうかは問題でない。例えば胃潰瘍。空腹時に痛くなる症状（空腹痛）がある。普段はそんな「存在感」はないのに，痛むといやでもそこに胃袋があるんだなあと感ずる。まさに自分の一部ながら「過剰に意識」したことになる。

　さきほどの神経症。タイプによっては強迫観念と呼ばれる症状がある。これは自分でも不合理とは知りながら，そう考えないと不安になるためにその不合理な考えから抜け出せないことをいう。本来そんな強迫観念に支配されるような人間ではなかったはずなのに，そんな自分がそこにいる。それを過剰に意識して当然，ということになるだろう。

　被害妄想のある統合失調症（旧・精神分裂病）。この場合も誰か特定できない相手から生命をねらわれていると本人は確信を以て考えている。これはその誰だかはっきりしない，見えない「敵」がねらっている自分を過剰に意識していることになるだろう。

　大勢の前で話をする場面。慣れていない人には緊張をさせられる場面だ。「人前」と意識すればするほど皆の視線を感じて，「うまく話をしなければ」と思う。うまく話している自分を意識し過ぎて，ますます顔は赤らみ，舌はもつれ，口の中はカラカラに渇く。「あがる」とよばれるこの状態は，まさに「過剰に自分を意識」しているのに他ならない。「仮性神経症」である。

　では過剰に自分を意識してしまうとどうなるか？　自分しか見えていないから，自分の統制が利かなくなる。とんだ方向に進んでしまいそうだという見通しが全くはたらかない。その結果とんでもない行動をとってしまうことになる。もの笑いのタネになるくらいならまだしも，とんだ失敗で思わぬ失費をさせられたり，場合によっては刑法上の処罰を受けることにもなる。

　自覚症状を全く欠いた生活習慣病の類は，少なくとも痛いかゆいは感じないからそこから「過剰に自分を意識」することはなく，諸データが基準範囲を超えているという指摘がなされても，頑として認めようとしない人が少な

くない（ことにタイプA＝62, 79頁参照）。こういう人は「健康妄想」（75頁）にとりつかれ，「健康である」べき自分というイメージに固執する自分を「過剰に意識」していることになる。

3．生き方の不健康の例

　Kさんは今年34歳の女性で，3人の子持ちであったが，つい半年前ご主人を脳腫瘍で亡くし，それをきっかけにうつ状態となって受診してきた。抗不安薬や抗うつ薬の処方で間もなく症状は軽快してきた。しかしKさんにいわせると決して安定した訳でなく，折にふれてご主人を思い出しては涙することがあるという。おそらくこれは多くの人が経験するところだろう。
　Kさんの子供は一番上が高校生（男）で一番下が小学校5年（男）で，もう手がそれほどかかる年代ではない。Kさんは自立を考えてある専門学校に通いだした。が，どうしても実習が始まると帰宅が遅くなる。そんな状態に批判的なのは同じ屋根の下に住む実父だった。
　この実父は外面はよいが，家では口うるさい人で，Kさんは子供のときからこの口うるささの中で育ってきた。Kさんは学校以外のことでも，ときには友人と会って帰宅が遅いときもある。すると実父は子供がいるのに母親が遅く帰宅するようできちんとした教育ができるかと大目玉である。ところが子供たちはむしろものわかりがよく，家にくすぶっていていつまでもメソメソされれば自分たちも気が滅入るから，ママは好きにしたらという。
　実父と子供たちにはさまれる格好でKさんは悩んでいる。口やかましい実父に育てられ，それに応えてこようとしたKさんは，今になっても実父からの独立ができていない。いわゆるファーザー・コンプレックスなのである。一時はこの実父が気に入っていたという亡夫がその代わりになっていたのであろうが，それが亡くなってこの部分が息を吹き返したのである。
　はっきりいってKさんには「本当の自分」がいない。これは決して健康な生き方とはいえない。実父に依存しない自分をきちんと確立していくのがKさんにとっての「よく生きる」道のように思う。そのためには実父と「独立戦争」を交える必要もあるかもしれない。そのくらいの行動がとれる方がよほど健康的だと考える。

4. 生き方のヤマイ

　生き方のヤマイには二通りある。一つはこころのヤマイがあって，その結果としてなったものと，もう一つは生き方に何らかの無理があり，それが原因でこころのヤマイになったものとある。

　A．こころのヤマイの結果によるもの

　これは主に原因不明の本格的なこころのヤマイ（内因性疾患）である次の二つが相等する。生き方という観点から見ると問題点は次のようになる。

　イ．統合失調症（旧・精神分裂病）に関して：概して病気になる前から生真面目で引っ込み思案，他人との間に垣根を築く傾向がある（分裂気質＝60頁参照）。この点は妄想や幻覚などの陽性症状が治療によって解消してからでも残る。このために社会復帰し，一般の人にまじって働こうとしても同僚との対人関係がうまくいかないことが多い。そのために善意のある他人からのはたらきかけにもうまく応えられない。まさに「下手な生き方」に埋没してしまいかねない。また現実のとらえ方でも社会復帰にあたっての職業選択で，高望みしたりして足が地についていない例も見られる。

　ロ．感情病（躁うつ病）に関して：圧倒的に多いうつ病にかかりやすい人は概して律儀，義務責任感が強い，仕事熱心といった特性がある（執着気質＝64頁参照）ため，むやみと仕事に精を出し過ぎて，それがきっかけになることがある。病気になってからも，先々をやたらと心配してはそれに対処できない自分を責め続けている。まわりの人に対してもそんな情けない自分が申し訳ないと考えてしまう。症状が治療で薄らいだあとも，職場に戻ると今まで皆に迷惑をかけてきたからと，むやみにそれを精算しようとしてエネルギーを消費し，再発する例がある。

　一方躁状態のエピソードがある人の場合．酒に酔って景気がよくなった状態が酒ぬきで現れたようなもので，気分のよいことこの上ない。満身に力がみなぎり自信満々だから，思いつくと後先を考えず即実行となる。活動時間は伸び，夜中でも電話をし，当面必要でないものも大量に買いあさる。全くブレーキの壊れた暴走が目立つ。このため周辺に被害者が生まれ，うまい人間関係を築くのが難しくなる。

　B．生き方の無理が原因のもの

　これには精神科の疾患で心因性，すなわち心理的な原因で起こるとされて

いるものと，心身症あるいは生活習慣病といわれる身体疾患が含まれる。脳またはその周辺の病変によって起こる脳器質性疾患，全身性の身体疾患が脳に影響を及ぼして起こる症状精神病（この二つを総称して「外因性疾患」という）は含まれない。

【精神科で扱う疾患】　　　　　　　　　【生き方のヤマイとの関係】
1）内因性疾患（原因不明なもの）……………結果として関係
　　統合失調症（旧・精神分裂病）
　　感情病（躁うつ病）
2）心因性疾患（心理的原因によるもの）………原因として関係
　　神経症，心因反応
3）外因性疾患（病巣がはっきりしているか………アルコール・薬物依
　　あるいは原因がはっきりしているもの）　　存を除き含まれない
　　①脳器質性疾患
　　②症状精神病
【身体疾患】……………………………………原因として関係
4）心身症・生活習慣病

　①神経症：神経症の成り立ちについてはいろいろな説がある。わが国の森田正馬（まさたけ，1874-1938）は症状への「とらわれ」を重視している。神経症の症状はそれを裏付ける臨床検査上の所見がなく，また特有の症状はない。問題になるのは症状があるということではなく，その症状に対する「構え」だという点である。そしてその背後に不安がある。その不安の処理方法が適切でなく，それにとらわれてしまうことがまさに森田のいうように神経症の本質である。なおうつ病の中でも心理的原因の関与が高い「反応性うつ病」も「生き方のヤマイ」の中では同列である。

　②心身症・生活習慣病：いずれも身体疾患の集合名であるが，その発病には明らかに「生き方」が関与する。詳しくは19頁を参照されたい。

　③アルコール・薬物依存症：それらの物質なしには生きられないという生活態度が問題となる。これも詳細は49頁参照。

6 生き方への脅威・ストレス

　生きていく上で，人はさまざまな脅威にさらされる。その脅威となるものを一口で示せば，それはストレスということになろう。ストレスという語はすでに一般の人の間でも定着化したような印象を受ける。そのお蔭でいわゆる不定愁訴のように，医師の側から端的な説明のしにくい状態も「ストレスのせいですな」といえば患者さんの側も納得することが多い。「気のせいですな」というよりは抵抗も少ないと思われる。

　ではそれほどストレスがきちんと理解されているかというと，実はさにあらずで，例の如く「何となく判った」というようなアイマイな認識でしかない。だから「ストレス」という用語が実は物理学用語で，もともとは「ひずみ」という意味だったことまで知っている人は少ない。

　このストレス理論を初めて提唱したのがハンス・セリエ（1907-1982）であることはよく知られている。セリエは第1次世界大戦の前まで存在したオーストリー・ハンガリー帝国陸軍の厳格な軍医の子として生まれた。彼がまだ小学生だったときに祖国は戦争に敗れ，しかも彼の郷里の町はチェコスロバキアに編入され，以後肩身の狭い思いをしながら暮すことを余儀なくされたが，彼は頑張ってプラハ大学医学部に入学した。

　医学生セリエが疑問に思ったのは，なぜ異なった病気の初期症状は皆同じようなのかということであった。これを当時の教授達に質問してみたが，満足な解答は得られなかった。この解答を見つけようと決心して研究した彼は，1936年に英国の科学雑誌「NATURE」に投稿した「種々な有害作用によって生ずる症状」という論文の中で「一般（汎）適応症状群」と命名した。彼によると，この症状群の説明は次頁のようになる。

① **警告期**：金属棒の上に錘が乗せられる⇒棒は重力によってひずみが生ずる＝ストレスがかかり始める⇒脳下垂体からACTH（向副腎皮質ホルモン）が分泌される⇒副腎皮質ホルモン2種の分泌⇒糖質コルチコイド↓
　　　↓　　　エネルギーの発生
アルドステロン⇒ミネラル類の調節

② **抵抗期**：金属の弾力で錘を少し押し戻す＝抵抗力が作動する

③ **疲憊期**：弾力が限界に達する＝抵抗力が限界に達する

④ **破綻期**：ボッキリ折れる＝感染が起こり易くなり，初期症状が現れる

ストレスになり得るもの（ストレッサー）

　ストレスになり易いものをストレッサーと呼ぶ（但し本書では「ストレス」という用語の方が一般化していることを考え，敢えて「ストレス」と呼ぶことにしておく）。それには温度差，寒冷，高温，湿度，照度，場所によっては気圧なども物理的ストレスの範疇に入るであろうし，臭気は化学的ストレスとなる。しかし近年はエアコンの普及などで，よほど特殊な作業環境以外はこれらの大部分は巧みに調節されている所が多い。問題は心理的ストレスで，ただ「ストレス」といえば直ちに心理的ストレスを指すことが多い。

　人の一生にはいろいろな出来事（ライフ・イベント）があるが，このライフ・イベント個々のものがストレスとしてどの程度の強さになるかという研究は米国のホームズ，レイらによって行われた。結婚を50と算定し，各イベントがこれを基準にしてどれほどになるかを被検者に記入してもらい，その平均値を算定するという方法がとられた。そのトップを「配偶者の死」とし，これを100と算定した結果は，これまでわが国でもいろいろな本に引用されているが，これは背景文化や風俗習慣，さらには価値観の違う米国人のデータであって，日本人のそれではない。同じ方法で1630人の現役の勤労

表1．ストレス点数ランキング（夏目氏らの調査結果）

【順位】	【項　目】	【全平均】	【男性】	【女性】
1	配偶者の死	83	83	82
2	会社の倒産	74	74	74
3	親族の死	73	71	78
4	離婚	72	72	72
5	夫婦別居	67	67	69
6	会社を変わる	64	64	62
7	自分の病気や怪我	62	61	67
8	多忙による心身疲労	62	61	67
9	300万円以上の借金	61	60	65
10	仕事上のミス	61	60	65
11	転職	61	61	61
12	単身赴任	60	60	60
13	左遷	60	60	59
14	家族の健康や行動の大変化	59	58	63
15	会社の再建	59	59	58
16	友人の死	59	58	63
17	会社の合併吸収	59	59	58
18	収入の減少	58	58	57
19	人事異動	58	58	58
20	労働条件の大変化	55	54	56
21	配置転換	54	54	55
22	同僚との人間関係	53	52	57
23	法律的トラブル	52	52	51
24	300万円以下の借金	51	51	55
25	上司とのトラブル	51	51	51

調査総人員＝1630（男性1322，女性308）
耐性限界＝男性74，女性72，現在のストレス＝男性48，女性＝53

者を対象にした夏目誠氏らの調査結果を上の表に示した。

余　談　この調査結果でもトップは配偶者の死であったが，全体・男性では83に対し，女性は82と，1点差があることが気になる。野球でもサッカーでも1点差があれば勝ちは勝ち，負けは負け。そういえば夫婦のうちご亭主が先に痴呆化しても最後まで忘れないのは奥さんの名だが，奥さんが先に痴呆化すると真っ先に忘れるのがご亭主の名だとか……

7 自律神経失調症の意味

　持続的にストレスがかかり続け，交感神経の緊張が持続した結果として，全身的倦怠感や易疲労感などの症状があり，それでいながら各臨床検査結果でははっきりとした病名の特定ができない（多くの場合検査値は基準範囲内に留まるため）とき，自律神経失調症（状態）という「病名」が与えられる。

　心療内科の医師（市立札幌病院神経内科・及川　欧氏）の記載（自律神経失調症を治す，「ストレス時代のこころのケア」柏瀬宏隆編著，保健同人社刊，2001）によれば，この「病名」は 1952 年阿部達夫氏がビタミン異常もないのに全身倦怠感や易疲労感のようなビタミン欠乏症に似た症状を示すものを「脚気状態」と命名し，これが自律神経系の異常と関連が深いところから 1961 年に「自律神経失調症候群」と名称変更をしたものだという。

　精神科で最近よく用いられるようになった操作的診断基準には ICD-10（国際疾病分類第 10 次改定版），DSM-IV（診断と統計のためのマニュアル第 4 次改定版）共この「自律神経失調症（状態）」という病名はない。

　一般の人は「自律神経失調症」という疾患が肝炎，胃潰瘍などと同等の，独立した疾患ととらえているようであるが，全くの誤解で「更年期障害」という「病名」もまた同様で，よくこの両者はどう違うのかと質問を受けるが，これは見方の違いという他なく，ときには同じものであることもある。

　「更年期障害」は更年期とよばれる時期に起こる可能性のある疾患をすべて疑った上で，それらを検査結果等からことごとく否定できた段階で初めて名付けられるものなのである。従って「自律神経失調症」にも「更年期障害」にも固有の症状というものはない。

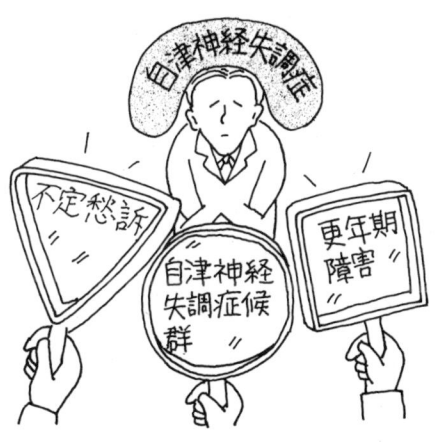

8 精神病ではない心身症

　ストレスと関連の深い疾患として心身症があげられている。この病名には医学生や看護学生の中でさえも随分と誤解がある。誤解される最大の理由はかつて羽田沖で旅客機の墜落事故が起きたとき，機長がこの病名をつけられていたことで，まるで精神疾患の一部のような扱われ方をしたことによる。

　正しくは身体疾患であって，それがよくなるのも悪くなるのもその人の精神面が関与する疾患の総称ということであって，単独の疾患ではない。これに含まれる疾患は下に示したとおりで，かなりの「大物」を含んで多士済々といった感じである。だから診断病名として記載する場合には「心身症（胃・十二指腸潰瘍）」といったようにするのが正しい。内訳を下に示す。

　心身症が何故特定の臓器に発生するかということ（器官選択性）であるが，これは例えば胃・十二指腸潰瘍の場合，もともとそのあたりに弱点をもっていたことによる（脆弱性）のであろうと考えられている。

　次に同じくらいのストレスがかかっても，心身症を発病する人と発病しない人に分かれるのは何故かという点がある。これは研究の結果特定のパターンがあることが判明した。いわゆる虚血性心疾患にかかりやすい人がおり，「タイプA」（血液型のA型は関係ない）と呼ばれる（詳細は64頁）。

①循環器系：高血圧，低血圧，狭心症，心筋梗塞等
②消化器系：慢性胃炎，過敏性大腸，胃・十二指腸潰瘍，潰瘍性大腸炎等
③呼吸器系：気管支喘息，過呼吸症候群等
④内分泌系：肥満，糖尿病，甲状腺機能亢進症等
⑤神経系：片頭痛，筋緊張性頭痛，自律神経失調症，めまい，冷え症等
⑥泌尿器系：夜尿，インポテンツ，神経性頻尿等
⑦運動器系：慢性関節リウマチ，書痙，斜頸，頸腕症候群，腰痛等
⑧皮膚系：アトピー性皮膚炎，円形脱毛症，アレルギー性皮膚炎等
⑨耳鼻咽喉科領域：メニエール症候群，耳鳴，乗物酔い等
⑩眼科領域：眼精疲労，眼瞼けいれん，中心性網膜炎等
⑪産婦人科領域：月経困難症，月経前緊張症，更年期障害等
⑫小児科領域：チック，小児喘息，抱きぐせ等

9 生活習慣病

　一昔前には「成人病」ということばがあった。今は「生活習慣病」と変わった。これは行政用語というべきもので，定義は「食習慣，運動習慣，休養，喫煙，飲酒等の生活習慣がその発症，進行に関する症候群」となっている。長年にわたる生活習慣上の影響が原因でなる病気だから「生活習慣病」とは意味のある命名だと思う。この「生活習慣病」には以下のものが含まれる。

　①食習慣によるもの：**インシュリン非依存型糖尿病，肥満症，高脂血症（除・家族性），**高尿酸血症，**循環器病（先天性のものを除く），**歯周病。

　②運動習慣によるもの：**インシュリン非依存型糖尿病，肥満症，高脂血症（除・家族性），高血圧症。**

　③喫煙によるもの：肺扁平上皮ガン，**循環器病（先天性のものを除く），**慢性気管支炎，肺気腫，歯周病など。

　④飲酒によるもの：アルコール性肝疾患など。

　また「心身症」として，よくなるも悪くなるも，その人の精神生活が加担している身体疾患のうち，上記と重複するものを**太字**で示した。考えてみれば当然な話で，ある生活習慣というものは精神生活の産物だからである。

　例えば飲酒という「生活習慣」をとって見よう。法的には20歳を過ぎれば飲酒は許される。社交上飲酒の機会は多い。ことに社会人となれば会合といえば必ず酒が出る。酒の本体はエチル・アルコールだが，これは物質としては神経毒であって，血中濃度0.4％を超えれば呼吸がマヒして死亡する性質をもっている。毎年「一気飲み」で急性アルコール中毒を経て死亡する事件が起こるのも当然の結果である。

　しかし適量の酒が「百薬の長」とされ，「憂いを払う玉箒」といわれるように，「精神安定剤」的役割を演じ，それを介してこころの交流ができるという効能は捨て難いものがある。ついついそれで酒との縁が切れなくなっていって，アルコール依存がかたちづくられていく。さらに進行していけばアルコールを欠かせなくなって，アルコール精神病へと進んでいくか，肝臓がやられて肝障害から肝硬変へと進んでいくことになる。

世の中には「下戸」と呼ばれる酒が好きでない人もいるのだし，人との交流に必ず酒が介在しなければならない，というわけではない．酒なしでうまく人とつきあっている「下戸」も少なくない．してみればそのように酒にのめり込む生活の仕方が問題であり，ここにおいて生活習慣病＝心身症という図式ができ上がることになる．多分糖尿病や痛風なども同様な図式が成り立つケースがあるだろうし，だとすれば，生活習慣病＝心身症の延長として「生き方の病」ということになるのではないか．

アルコール症の治療は精神科の治療法の中でも少々特異的なところがある．おしなべて酒と縁を切る，すなわち断酒をしなければならない．酒の好きでない人には判りにくいことであろうが，これは決して容易なことではない．そこまでのめり込むのだから，もともと性格的に意志の弱さがある．単に「やめなさい」「はい，そうします」とはならない．一人ではできにくいからグループワークが必要になってくる．皆で支え合いをしようというのである．

断酒会は全国の市町村レベルまでその支部を展開している団体の一つだが，「新生」，すなわち「新しく生まれる」という文字をもっている（だから正しくは「断酒新生会」という）．これはそれまで酒にのめり込んでいた生活から，酒抜きで生きていく新しい生き方を身につけていこうという趣旨である．

身体病である「生活習慣病」も「心身症」も考えてみれば体に悪いものを食べたり飲んだり（場合によっては喫ったり）してはならない，という指導が必要な場合が多いことだろうが，これをその人の普段の「生態学」を知らずに教条主義的にあれはいかん，これはいかんという禁止を宣告するだけの安易な指導でよいわけはない．これをどうしてもしなければならないのなら，「生き方」まで踏み込んでの指導をするべきなのである．そこにメンタルヘルスの手段を導入する余地があり，医療者たる者は職種の如何を問わず，必要な素養となるのである．

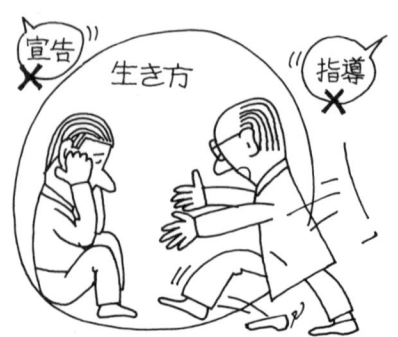

10 生き方と適応

　「適応」ということばはいろいろな意味に使われるが，その一つは生理学的と呼んだほうがよいと思われる適応である。自然適応とも呼ばれるが，例えば日本人成人男性の赤血球の数は1立方ミリメートルあたり約500万というのが基準範囲である。ところが何かの事情で標高の高いネパールで1年暮らしたとすると，この値は700万位に増えている。これはネパールの標高が高いため，酸素が希薄で赤血球の数をふやさないと生命維持ができなくなるからであることはいうまでもない。この変化にご本人は気づくこともなく，また何か努力をしたわけでもない。まさに「自然に」そうなったわけである。

　これに対して日本人がネパール人の社会で暮すとなるとそうはいかないだろう。ことばの問題があり，風俗習慣の違いもある。価値観だって大きく違うことだろう。その辺を十分心得ていないと現地の人とのつきあいはできない。こういう適応が心理的適応であって，この方は十分な努力がいる。

　適応の問題は人間が社会生活を営む限り，おそらく一生涯ついてまわる問題である。ここに関係するものとして，まずその環境に適応していこうという気（心理学でいう適応欲求）がなければならない。これは職業や仕事といった生活基盤に根ざしたものであれば一層強いものになる。次にその環境でどうしたいのか，あるいはどのようにありたいのかという点（適応目標）がはっきりしていなくてはならない。

　さらに，これは大きな要素であるが，その環境の側で何を自分に求めているかがきちんと理解できていなければならない。この環境からの求めに応えて，具体的に示された一つ一つの課題を，自分がそれまでに獲得した知識や経験を活かして解決していかなければならない。

　ときには環境の側の要求が自分のやりかたや価値観と相容れなかったり，少し能力以上のことになったりする場合もあろうが，そこをうまく折り合っていかなければならない。そのためには例えば感情を抑えるとか，やり方を変えるとか，あるいは新規に知識や技術を補って対処していく必要がある。

　そのように多少とも自分を変える努力も求められることになる。

この適応がよくなされることが「生き方」の健康度と比例する。適応がうまくいかずに悩む状態が**不適応**であり，その悩みが深いほど「生き方」の健康度は下がり，「生き方のヤマイ」となることにつながる。

一方，一見すべてがうまくいっているように見えて，裏へまわって見るとその状態は本人が必死に全力投球をした結果で，エンジンは過熱してオーバーヒート寸前，それでいて本人は全くそのことに気づいていない。そのような状態が**過剰適応**で，「過ぎたるは及ばざるが如し」ということわざを地でいっているような状態である。これが心身症に結びつきやすい。

20代前半と推定される男性。両親は既に他界，兄が1人いるが，あまり兄弟仲はよい方ではない。父の死亡に伴い，家を処分して兄と遺産を分配し，それを学資として東京物理学校（現在の東京理科大学）卒。すぐ数学教師として四国某都市の旧制中学校に赴任した。しかしそこで数学科主任と，帝国大学卒で文学士の教頭の対立に遭遇する。教頭はその都市で美人の評判の高い女性に交際を迫り，その許婚者の教師を九州に転勤させて追い出すという策謀を行なっていたことを知り，正義感から主任と共謀して教頭に暴力をふるい，退職してしまう…。

どこかで聞いたような…と思うであろうが，漱石の「坊ちゃん」をケースレポートに書くとこのようになる。坊ちゃんは中学校教師として就職したのであったが，いってみれば持ち前の一本気から中学校に適応しきれずに退職してしまう。それでも当の坊ちゃんはあまり悩んでいる風ではない。教頭が数学科主任の山嵐を追っ払い，坊ちゃんをその後任に抜擢して俸給も増額しようとしたことを，下宿の婆さんがそれを受けておく方がよいと忠告したにもかかわらず蹴飛ばし，むしろさっぱりした感じで自分に好意的なばあやの清の待つ東京へ帰っていく。俸給の増額よりも自分の価値観を優先した坊ちゃんのこのような状態は不適応とはいえない。小説の中のことではあるが，生き方としては健康というべきであろう。

エラビとアワセ：適応は人と環境との関係でもある。自分にとって好都合な環境を選ぶ**エラビ**と環境の方に自分を合わせようという**アワセ**という，二つの方向がある。日本人の場合はどちらかというとアワセの方向をとる傾向があるようだ。これは弥生時代より日本人が稲作を主とする農耕民族であったことと関係があろう。農業はある土地に定着し，そこの風土に従順にして

いかないと成り立たない技である。ときに嵐があり，冷夏があり，ときには病虫害もある。それを計算にいれて対応していかなければならない。

　武士というものが登場してきた中世以後も，彼らの社会では「二君に見えず（自分の仕える主君は一人しかいない）」という考え方が支配的であった。これが最近まで続いてきた終身雇用制につながったものと思われる。

　これに対して狩猟・牧畜を生活手段としてきた民族は，環境を固定的に考えず，その業に適した環境を求めて移動することを常とした。当然こうした人たちは**エラビ**の方向をとることが多くなっていくことになり，近代社会になってからも簡単に転職することがごく普通のように考えられるという対比が生ずることになる。しかし最近の日本の社会もグローバリゼーションの名の下に，次第にこの方向に近づいていっているように思われる。

　適応能力：この適応の能力を決定するものに**自我弾力性**がある。これは性格×知能という形になっている（知能そのものという説もある）。昔から「水は方円の器に納まる」という。水は流動性があるからどんな形の容器にも納まることができる，人もあらゆる環境に適応できるような流動性が欲しい，という意味である。まさにそのような弾力性があることが望ましい。

　余　談　柴田鳩翁の「鳩翁道話」（3頁）の例話。ある養子が行った先で面白くないことの連続で落ち込んでいたとき，偶々建具の修理が行なわれることになった。見ていると職人は戸の上下を削ってうまくはめている。養子はこれを見て，成る程家の鴨居や敷居はもともとのもので，戸は新しく入ってくるものだ。戸を削ってはめるのが当然で，敷居や鴨居を削る奴はいない。この家では俺が戸のようなもの，してみれば俺の方が変わるのが当たり前と気づき，以後は自分からいろいろに気配りしてうまくおさまったという…。

　適応機制：ある環境に適応しようというとき，こころの中でも適応行動が起こる（心理学的には「内的適応」という）。例えばあなたがある職場へ配置され，ある業務を行なうよう上司から指示されたとする。しかしその業務の内容があなたの性格，あるいは生活信条に合わないものであったとしたら，あなたはどう考えるか？　多くの人はそこでのトラブルを回避するために「これは仕事だと割り切って，とにかく指示に従おう」と考えることだろう。

10. 生き方と適応

余談 太平洋戦争は各地で悲劇を生んだが，中国南京での虐殺事件はその中でも忘れてはいけない事件とされている。当時の多くの下級兵士達は，捕虜の殺りくに疑問は感じながらも，「命令だから…」と考えて，結果的に参画することになったのだろう。

当時の軍隊での「命令」とは，神格化された天皇からの命令と心得よと指導されていたのだから。良心的命令拒否などは当時の状況では到底考えられなかったものである。

そのように考えて指示に従うことで，外面的には適応が成り立ったように見える（外的適応）が，その一方内心ではこころを納得させる努力が払われている（内的適応）。その手段には欲求が満足させられない場合に用いられる「防衛機制（または心理機制，但し私は**『のりこえ術』**と呼んでいる）」という手段が用いられる。それには次のようなものがある（名称は私の命名で，（　）内が正式な呼び名）。

①**アナウメ**（補償・代償）：獲得できなかったものを他のもので代用することで満足しようというもの。入学試験に失敗して第2志望校で満足しようというのはこの方法である。

②**イイワケ**（合理化）：獲得できなかったことの方がむしろ幸運だったと「理屈のひっつけ」をすること。イソップ物語の「酸っぱいブドウ」で，背伸びしても取れなかったブドウを「酸っぱいブドウ」と決めつけた狐の話が相当する。

③**オトボケ**（反動形成）：目標を達成できなかったとき，そんな目標ははじめから存在しなかったことにしてしまうこと。

④**ナシナシ**（否認）：目標が達成できなかったという認めたくない現実そのものを否定してかかろうとするもの。まさしく「ウッソオー」。

④**オッツケ**（投影）：本当は自分が相手を憎んでいるのに気づかず，相手が一方的に自分を憎んでいると解釈するもの。妄想はこれで生ずる。

⑤**ガマン**（抑圧）：目標が達成できなかった不満を抑えこんでしまうこと。

⑥**ダダッコ**（退行）：一旦発達したレベルから後退して，周囲からの庇護や同情を買おうとするもの。下に弟妹のできた子によく見られるが，ときとしていい年のおとなでも見られることがある。

⑧**ママゴト**（取り入れ）：自分の尊敬する相手の癖などを真似て，少しでも

その距離を縮めようとするもの。ままごとはまさにその行動そのものであるが，これは子供にとって大事な体験学習となる。

⑨**オッカケ**（同一化）：自分の好きな対象を自分と同じものと認めてしまうもの。特定のスポーツのチームや芸能人のファン，サポーターはこのたぐいである。

⑩**ニゲコミ**（逃避）：うまくいかない現実から，自分で作った思う通りの世界に逃げ込んでしまうこと。ある種のマニアはまさにこれ。またこの機制が無意識の中で働くのがヒステリーと考えられている。

⑪**コウシエン**（昇華）：社会的に認められた方法で欲求不満を燃焼させてしまうこと。甲子園での高校野球がまさにその典型で，最も望ましい方法だが，誰にでも簡単にできるものではないことが問題である。

これらの方法は別に誰に教わるというわけでなく，ほとんど無意識的に獲得される。どの場面で，どの方法をとるかはその人の性格，経験などさまざまな要素が加担する。ときに適切でない方法が取られて，結果として不適応となることもある。

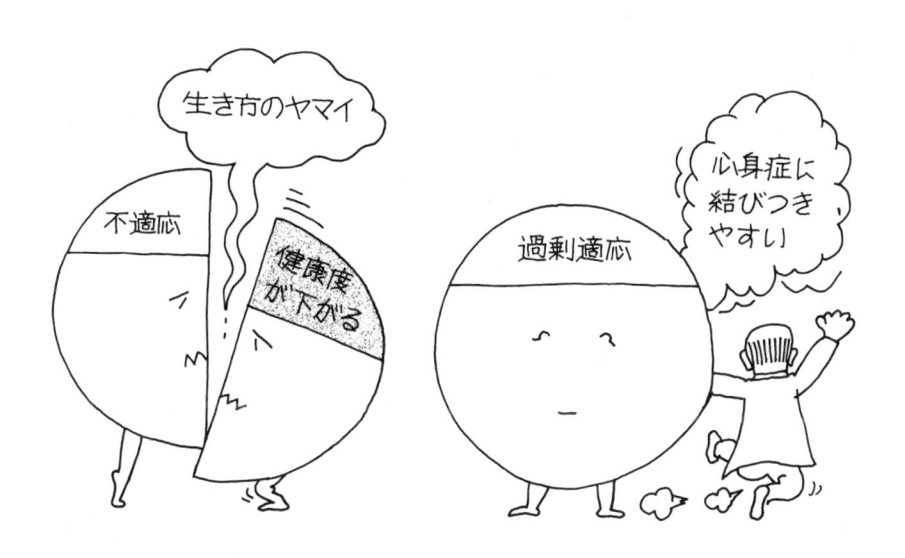

第2章　一生のメンタルヘルス

家族・家庭のライフ・イベントと問題点

【時　期】	【ライフ・イベント】	【問　題　点】
新婚時代	結婚	性格面での過度の依存性，未熟性⇒ 早期の別居，離婚
「川の字」期	出産・育児	姑の介入⇒嫁姑「戦争」 育児への不堪⇒子への虐待 父性の喪失⇒「厳しい」母
	就学	「公園デビュー」「お受験」 いじめ，不登校，落ちこぼれ PTAでの対人関係⇒母のストレス
「個室」期	義務教育終了 上級学校進学 就職・独立・結婚	進路を巡る葛藤⇒家庭内暴力，非行，家出 引きこもり，受験戦争への「参戦」 親子の価値観の違いによる 葛藤，意見対立
晩年期	父の定年退職	「空の巣症候群」「キッチンドリンカー」 「退役症候群」 配偶者との死別，痴呆化

　今日の平均的な日本人の一生はほぼ上の表のようになると思われる。精神保健という科目の教科書の多くはライフ・イベントと主たる生活の場としての家庭・学校・職場・地域を別々の項目で扱う形をとっているのだが，そうする意味があるだろうか？　この二つを同時に立体的に見ることは不可能ではないはずだし，むしろそうすることによって重複を避け，問題点がはっきり見えてくると考える。

　個々の時期での問題点からは「病的社会現象」と呼ばれるものが浮上してくる。それらの現象が決して稀でなくなってきているのが昨今である。こうした流れの中で発生する個々の問題は，単に何か薬剤を処方すれば解決するような単純なものではない。

　それにはさまざまな「社会資源」の間の連携なしではできないことであり，それらの社会資源の中で働くいろいろな職種の人々のマンパワーを必要とするものであり，ひょっとすると直接の当事者でなくても，この連携の輪の中にあなた自身が必要とされるかも知れないのである。

1 胎生期

　サラリーマンの茂雄さんの妻，里香さんは結婚して1年目に妊娠した。新しい命を自分の体内に宿せたことの喜びはあったが，反面無事出産できるかという不安もないではなかった。母子手帳が交付され，診察を受けている病院での母親教室に参加するようになった。そこで里香さんは妊娠中をどう過ごすかについての指導を受けた。その中で妊娠初期はまだ胎児の形も不安定であるために，とくに次のような点を避けるようにとの注意書きがあった。
①物理的な外力が母体に及ばないようにする。転落，転倒の防止。
②とくに風疹などの感染症にかからないようにする。
③中毒になるようなものの摂取を避ける。禁酒，禁煙の励行，薬物の服用についてはよく担当医に相談する。
④必要以外の放射線被曝を受けないようにする。
⑤心理的に安定できるような環境整備
　このように妊娠母体の保護を中心とした**母子保健はそのまま最も早い時期での精神保健そのもの**である。とくに⑤の母親の心理的安定の確保は重要である。これには当然父親の協力が必要であり，家庭内に無用な波風を立てないような方策を講ずる必要がある。
　里香さんは出産経験のある友達から「胎教」がよいと教えられた。この胎教とは文字どおり胎児に対する教育という意味であるが，母親の心理的安定を図る意味で静かな音楽を聞いたりすることをいう。要は母親が十分リラックスできればよく，方法については選択の余地は大きい。里香さんはこれまでもクラシック音楽を聞くのが好きだったので，これを胎教にすることにして，今までよりも音楽を聞く時間を増やすことにした。

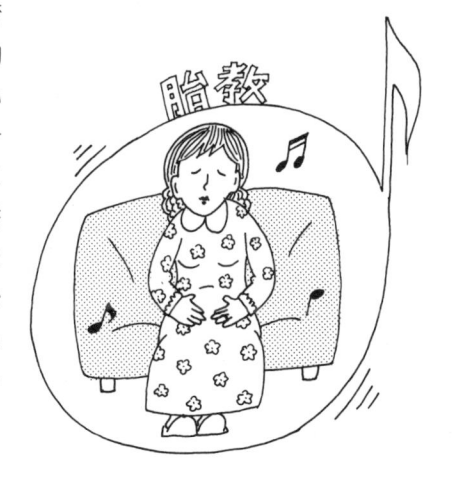

2 出産をめぐって（周産期）

　出産は全くの生理的現象であって，いわゆる「病気」ではないが，昔から「女の大役」とされ，大きな肉体的負担を受けるものだけに出産直前になると誰でも多少の不安が先立つようになる。

　里香さんも予定日が近づくにつれてそんな気持ちになっていたが，ある日通院先の病院で知り合った美樹さんから電話があった。出てみると美樹さんは里香さんより一足先に出産したのだったが，いつもの彼女らしくなく涙声でこれからの育児に自信がなく，出産したことを後悔しているようなことをいうのである。里香さんは唖然として，ただひたすら美樹さんの話を聞いていた。

　このように出産3－5日をピークとして起こる，軽いうつ状態を**マタニティー・ブルー**という。不眠，集中困難，不安，落ち着きのなさなどが主な症状である。時間の経過とともに薄らいでいくのが普通の経過だが，中にはそのまま症状が続いて**産褥期うつ病**と診断されるケースが産婦千人に2－3例ほど見られるということに注意しなければならない。ことに単なる気落ち，出産に伴う精神的疲労と見誤ってむやみな激励を与えてしまうことは絶対に避けたい。本態がうつ病のため，最悪のケースでは子供を道連れに親子心中の形をとることがあるからで，精神科医の援助を必要とする。

　幸いとその病院は総合病院で，精神科が併設されていて美樹さんのケースに対応してくれたので，間もなく回復した。このように精神科以外の科の患者さんを巡って精神科医とその他の科の医師が連携関係を作ることを**リエゾン精神医学**という（正しくは「リエゾン・コンサルテーション精神医学」で，「リエゾン」は連携関係が密で治療チームに精神科医が参加する形をとるが，「コンサルテーション」は精神科医が治療上の助言をする形をとることをいう）。

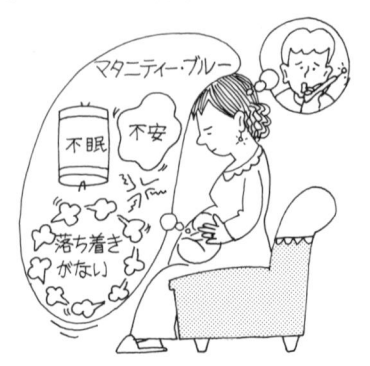

3 新生児・幼児期

　茂雄さんと里香さん夫妻に無事生まれた赤ちゃんは「大輝（だいき）」クンと命名された。双方の両親や友人達から祝福されて，幸福感に包まれた里香さんだったが，大輝クンは里香さんが何をしていようとお構いなく空腹になれば泣く，おしめが濡れれば泣く「定期便」を繰りひろげる。思わず「美樹が電話してきた気持ち，判るわ」とつぶやいた。茂雄さんの方もこのところ夜の「定期便」で寝不足気味。

　生後1年間，「新生児」というこの期間の大輝クンは逆らうことを許さない絶対の帝王である。ひたすら両親はこれに耐えなければならない。母親と子供が一体になっているという**共生関係の維持**が保証されなくてはならない。

　共生関係を確実に保証する手段として，最近はスキンシップの上からも母乳の授乳（母乳分泌量が少ない場合は助産師による乳房のマッサージも行われる）が推奨され，再注目されている。

　この共生関係に脅威となる要因，両親の不和や，望まれて生まれてきたわけではなかったなどということがあれば，それが将来的に性格をかたちづくる上での障害になるであろうことは，容易に想像されるだろう。最近はこの「絶対王制」に我慢ができず，「キレ」てしまって虐待を加える事件がよく報道される。近くに育児経験があり，適切に指導・助言のできる人や，育児からくるストレスの解消に寄与してくれる人を欠くことが，こうした悲劇を呼ぶ一因であろう。

　あるテレビ局のアンケート結果で母親72人のうち相談相手を「ナシ」とした回答が14％もあったこと，夫にもっと育児に関心をもってほしいという要望が98％も見られたこと，さらには子供が聞き分けのない状態に対してつい体罰を与えてしまうという回答が72％も見られたというデータがあることは注目に値しよう。

　一方大輝クンの側から見た場合，母親への**愛着（Attachment）**というものが次第に備わってくる。有名なアカゲザルを使った実験では，母親から離した新生児に針金で作った哺乳ビン付きの代理母Aと，柔らかな布製

で哺乳壜のない代理母Bを与えた場合，大きな音でびっくりさせたときにBにすがりついたという。ヒトの場合は猿以上に「ぬくもり」や「やさしさ」に敏感であろうと推論される。

　育児書を多くの母親は参考とするが，この育児書というものも絶対のバイブルとはなり得ない。何年かの周期で推薦されている方法がまるっきり逆になったりさえするのである。しかも今日育児関係の情報誌は数も多く，少々情報過多のきらいがあり，それも母親の判断を迷わせる結果にもなり得る。性格的に強迫性をもっていると，こうした情報過多は混乱のもととなり，あれもこれもと方法の選択に追われて，それだけで疲れてしまうであろう。

　大輝クンの1年はさまざまな変化を伴う1年である。3－4カ月で首がすわる。それまでは抱く側が十分に注意してこの個所を保護しなければならないが，それからは抱き方も変わってくる。この首のすわりによって，音のする方へ耳を向け，見たい方向に視線を向けられるようになる。それによってまさに「自分の視点」の確保ができるようになる。

　4－5カ月で「笑い」が見られるようになる。初めは睡眠中のことで，感情の現れでなく，単に顔の筋肉が動いたというだけのものである可能性が高いのだが，回りの人は「笑っている」と解釈する。やがてそれが目をさましているときにも現れるようになり，条件反射的に「微笑み」という形になっていく。

　またそのころから「お気に入り」の玩具をもつようになる。これが**移行対象**（Winnicottが命名したもの）で，母から分離していく移行の段階で，一時的に「代理母」の役を果たすものである。子供によっては寝入る前にこの「お気に入り」をもて遊ぶことが習慣になる（**睡眠儀式**）こともある。

　8カ月で最もはっきりしてくるのが**人見知り**で，見知らぬ人への恐れ，尻ごみが見られるようになる。これはなじんだ母と，そうでない人との区別ができたことを意味し，母と子の連帯が一層確立した証拠でもある。6カ月から1年半までの期間で鏡を見たときの反応が変わってくる。これが**鏡像段階**（Lacanの命名），即ち鏡に写った自分の顔を他人の顔と捉える段階→そこに手など出そうとしなくなる段階→自分の顔として認める段階という具合に。自分というものを認識する上で重要なことである。

4 新生児期から幼児期までに起こりやすい疾患

①小児期に起きる熱けいれんは5−20%がてんかんに移行する。原因の不明な，いわゆる真性てんかんの初発の発作は20歳までに発現する。

②**小児てんかん**：小児期に初めての発作を経験するてんかんで脳波による診断上は**ウエスト症候群，レノックス・ガストー症候群**という区別がある。とくに前者では「けい屈発作」と呼ばれる，イスラム教徒の礼拝のような姿勢をとる発作や，後者での尻餅をついてニヤリと照れ隠しに笑ったように見える失立発作などはとてもてんかんの発作に見えないため，見落とされ易い。

③**広汎性発達障害**：次のようなものがある。

　A．**小児自閉症**：3歳以前に発病する。特徴的なことは，A．極端な人見知りをしやすい，B．コミュニケーションが取れにくい，C．いつも何か決まった行動を繰り返していて，興味をもつのが特定の範囲に限られる，D．必ずしも知能は低くないなどの点で，1/5はてんかんの合併がある。成長しても社会的技能の面ではうまく行動できないことが多い。

　B．**レット症候群**：5カ月以降4歳位から手の運動が不自由となり，歩行も不安定化するとともに体の動きもぎこちなくなる。女児に限られ，自閉傾向とともに知能の発達も遅れる。

　C．**アスペルガー症候群**：小児自閉症に症状はよく似ているが，知能はほぼ普通で乳幼児検診では指摘されることは少なく，保育園や幼稚園で問題行動（保母や教師の指導を守らないなど）が目だってくるようになる。

④**知的障害**：生まれてまもなく親が気づく場合もあるが，3歳時検診でほぼ診断される。

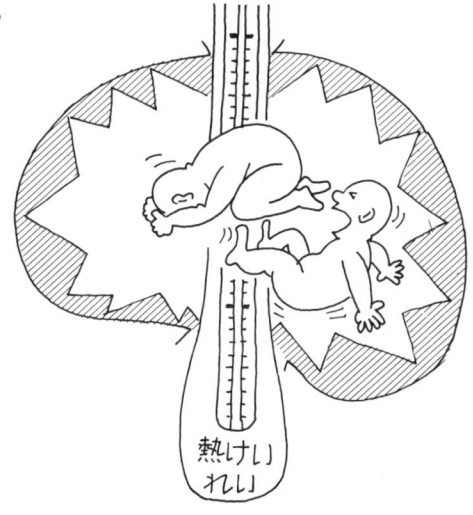

5 乳幼児のいる家庭のメンタルヘルス施策

国をはじめとして，地方公共団体，専門団体，民間団体，さらには住民が関係する「子供の心の安らかな発達の促進と育児不安の軽減」を目的とした施策の大要を表に示した。

表2　子どもの心の安らかな発達の促進と育児不安の軽減

国民 (住民)	・子育てする親に優しい社会の実現，親を孤立させず親の育児負担を分担しあう地域の実現のための努力 ・父親が育児に参画でき，母親が働きながら育児できる社会構築のために努力
地方公共団体	・母子健康手帳等の活用を通じて体系的な育児支援情報を提供 ・専門職（児童精神科医師・助産師・カウンセラー等の雇いあげ）による育児不安対策の推進 ・育児支援につながる心の問題を留意した妊産婦健康診査の実施 ・ハイリスク集団に対する周産期から退院後のケアシステムの構築 ・子どもの心の問題に取り組むための関係機関・民間団体との連携の推進 ・地域における母子保健活動での子ども虐待予防対策の展開 　・市町村事業（健診等）や都道府県事業（精神保健・アルコール対策等）と育児不安や虐待問題等をリンクした活動の推進 ・育児に関する相談窓口の設置とサポートネットワークの構築
国	・健康診査におけるスクリーニング手法の開発（育児不安・子どもの心の問題・産褥期のうつ病） ・マニュアルの作成（母子保健における子ども虐待の予防・早期発見・虐待事例への対処法） ・育児支援を目的としたガイドブックの作成 ・国立成育医療センター（仮称）における子どもや周産期のメンタルヘルスへの対応

専門団体	・産科・小児科医師による親子の心の問題に対応できるためのカウンセリング機能の向上 ・プレネイタル・ビジットによる産科医と小児科医の連携の促進 ・小児科医の他機関との連携による育児不安の軽減と支援 ・母子保健関係者（保健師，助産師，看護師，養護教諭，保育師，教員等）への母子の精神保健や虐待についての学習機会の提供
民間団体	・「孤立した親子」を作らないための地域での取組 ・児童虐待防止の活動の推進 ・育児不安の相談・カウンセリングの推進

　本文の茂雄さん夫妻も例外でなかったように，新生児とのつきあいは決してなまやさしいものではない。新生児が発することのできる唯一の意思表示である泣き声の意味を聞き分けて，彼に満足をさせるところまで行きつくには，実はかなりの時間がかかる。育児経験者が傍にいて，ことある毎に適切な助言を与えてくれればよいが，茂雄さん夫妻のように独立家庭を営むとなると，この関門はなかなかの難関となる。

　思いつくあらゆる手段を行使して，激しく泣く子に対処しようとしてもそれが一向に奏功せず，それが深夜のこととなれば集合住宅では近隣からの苦情の一つも寄せられることになるから，両親は益々混乱し，挙げ句はキレて…というような結末にならないようにと，国をはじめとしたいろいろな組織によるレスキュー策が前頁から上にかけての表に明示されている（但し地域によっての格差はある）。

　多くの場合，その窓口の一つはその地区の保健所・保健センターにあるはずで，困ったらとにかく電話をしてみることだ。「困ったときに相談する」ことを思いつくこと，そして相談相手が適切であることもまた精神保健というものの大事な側面である。

6　幼児期—学童期

　大輝クンも幼稚園にあがることになった。同年齢の他人との接触の最初の体験である。初めての登園日，いろいろな子がいる。お母さんの蔭に隠れて出てこようとしない子もいる。先生は何とか仲間に入れようとするが，お母さんの服の裾を強く握って放そうとしない。かつては一体であった母と子が物理的に別れるという変化についていけない状態を**分離不安**といい，これが人間としての最初の不安という。これが原因で不登校が起こることもある。

　大体３歳を過ぎる頃から，普通に発達した子供なら母親との物理的な距離があることにも耐えられるようになる。これは**認知的発達**と呼ばれる。これによって母親の意図を言外に察知し，対人関係に必要な協調性の基礎をかたちづくることになる。

　これまで「３歳児神話」として，３歳までは母親が育児に専念しないと将来的に性格の偏りの強い人間になると考えられていたことが，国立精神・神経センターの16年に亘る追跡調査によって否定された（朝日新聞報道＝01.4.29）。

　この点でも父親の育児参加が要請されている。

　一方，お母さんの里香さんの方にも幼稚園への登園は新しいストレスをもたらした。入園した子供達のお母さんというグループへの仲間入りである。里香さんにはほとんどが初顔の人ばかりだったが，お母さん達の中には既に顔なじみの人が複数いる人もいるとみえて，既にあちこちで会話の輪が広がっている。

　こうした既存のグループに新規に入っていくときにはかなりの緊張を伴うものである。**公園デビュー**と最近呼ばれている現象もこれと同様である。幸いにも里香さんは親子共々この関門を突破できたのだが，ここに**適応**（21頁参照）の問題がある。

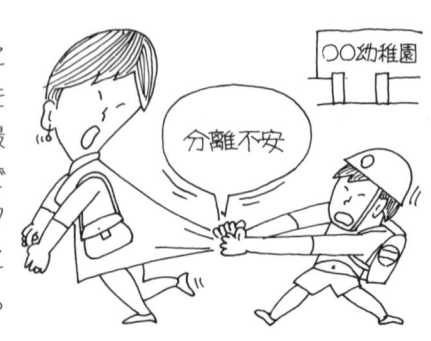

7　幼児期—学童期に起こりやすい疾患

①**多動性障害**：A．注意が集中できない，B．やたら動きまわって落ち着きがない，C．すぐキレるという三つの特徴があって，学校では「問題児」とされる。

②**行為傷害**：攻撃的，反抗的，反社会的という三つの面をもっていて，これも「問題児」とされることが多い。

③**神経症的習癖**：指しゃぶり，爪かみ，性器いじり，抜毛（ばつもう，知らない間に自分の頭髪を抜いてしまうこと），チックなどがある。チックはまばたきや口をゆがめる動作，首，肩，手足をこまめに動かす反復的，無目的な運動が意思に関係なく起こるもの。大人になっても緊張すると起こることがあり，有名人にも見られる。学童期に発症することが多い。中には重症のものもあり，範囲が全身に及ぶとともに汚いことばをしきりに発するもの（ジル・デラ・トーレ症候群）もあり，経過が長引く。

④**吃音**：俗にいう「どもり」で，6－7歳ごろが最も発現率が高い。まねをすることから発症するものもこの年齢で起きやすい。

⑤**偏食**：特定の食品（よく見られるのは魚，ピーマン，人参などの野菜など）を嫌うようになる。栄養上での問題になる。

⑥**選択緘黙**（せんたくかんもく）：言語の発達も知能の発達も普通並みなのにごく親しい人以外の人とは対話ができないもの。

⑦**夜尿と遺尿**：夜尿は3歳を過ぎても，泌尿器系に故障がないはずなのに繰り返し寝ている間に尿を洩らすもので，遺尿は昼間起きている間に洩らしてしまうものをいう。いずれも排泄訓練のしすぎか不足，下に弟や妹ができたために無意識に親の関心を引こうとして，一旦できるようになった段階から「幼児がえり」をした（退行）ことによることが多い。

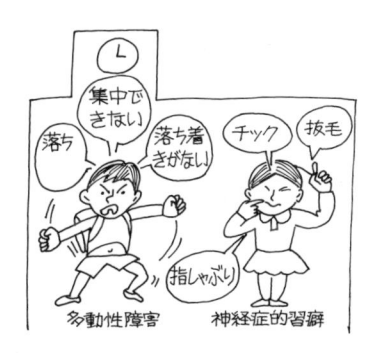

8 性格のなりたち

性格(定義は 62 頁参照)がかたちづくられていくのもちょうどこの幼児期から学童期にかけての時期である。この点の説明にはフロイトがわかりやすく説明している。

すなわち新生児期は全く本能のままに行動することが許されるが,この本能というべきものを**イド**と呼ぶ。しかしお誕生を迎えたあたりから排泄に関する習慣づけが「しつけ」という形で行われるようになる。これによって本来は本能に属する排泄欲も,トイレに行くまでは我慢できるようになる。

この本能をコントロールするハタラキを,**エゴ(自我)**という。

エゴは今述べた「しつけ」の例で見られるように,外からの指導・誘導・強制によってかたちづくられていくもので,そこにそうした外からの力が必要である。これは両親や兄弟の上位者,保母,教師,先輩などさまざまな人達から与えられることになる。いわば本人にとっての「理想像」である。これを**スーパーエゴ(超自我)**という。もっとわかりやすくいえば,こうした場面でよく使われることば,「いい子だからお使いに行ってきて」「いい子はそんないたずらしないわよ」の中での「いい子」に相当する。

こうしてエゴとスーパーエゴがバランスのとれた状態でいけば,ごく普通の人となっていくのだが,往々にして**強いスーパーエゴ vs. 弱いエゴ**という図式になった場合は,まわりからの期待があまりに強すぎ,期待されたようにはエゴが育ちきれなかったということになる。このような状態からは自信のない性格=**自己不確実性格**が生まれやすくなり,それはまた神経症になりやすいことにもなる。

但し性格というものには後天的な部分もあり,思春期から青年期にかけての時期に経験することの内容や,それに対する本人の受け止め方によってはそうした欠点が是正されることは全くないわけではない。

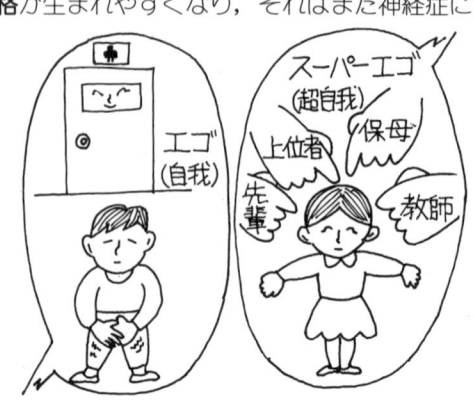

9 学童期

　大輝クンは小学校に入学した。一般的にはこの小学校の期間中は比較的安定しながらの発達段階といわれる。幼稚園。保育園で初めて家族以外の，同等でしかも必ずしも庇護的とばかり限らない他の子供との接触はあったにしても，小学校ではクラスメートを通じて，競争を伴う人間関係のさまざまな場面を経験していかなければならないという課題がある。その上習うことも国語・算数・理科・社会という形である程度体系化された科目にわかれ，一定期間毎に成績評価を受けなくてはならない。しかもその評価は上の学校への進学に関係するのであるから，なかなか大変である。

　クラスメートの中でも親しい存在と，そうでない存在とができる。親しい仲間とは放課後でも交友関係が続く。群れて何かをするようになる（**ギャング・エイジ**）。実はここで遊びを通じてルールの存在を知り，これを守らなかった場合には制裁を受けることになることを知るのはきわめて重要な体験である。最近は低学年からお稽古ごとや学習塾通いのために，こうした体験をする機会が少なくなっていることが問題とされている。

　クラスのリーダーを自分達で選ぶということも高学年では機会があるが，一時はややひょうきんで軽い感じの者が好んで選ばれていたものが，最近は「クラスの為に奉仕する」というような真面目な所信表明をする子が高得票を得る傾向になってきたという報告がある。

　有名私立中学への受験対策は4年次から始められる。進学塾は4年の3学期から授業を開始するので，その入塾試験の準備は4年の1学期が「勝負処」となる。この受験勉強がもたらす家庭への影響は少なくないが，考えようによっては親子の共同作業にもなれる。里香さんはそう考え，大輝クンの「受験戦争」に敢えて「参戦」することにした。

　果たせるかな，大輝クンは「市谷巣鴨」という進学塾にはいやがらず通い，そこに通ってくる他の小学校の生徒の中にも友達ができた。里香さんは宿題として出される予習問題によく似た問題を参考書の中から見つけては追加して，大輝クンを指導した。毎週戻ってくる成績表をグラフに画くなど，こまかい気くばりもして，大輝クンの成績はだんだんよくなっていった。

10 学童期に起こりやすい疾患

不登校：「疾患」とするよりは「不健康現象」としてとらえるのが正しいと思われる。一般的には「学校へ行かない」ことの「総称」であるが，何故そうなるのかについては十分検討されなくてはならない。

①精神疾患による場合：統合失調症（旧・精神分裂病）のうち，10代前半でも発病する早期型（破瓜型）もあり，また臨床的には何らかのタイプでの神経症，うつ病の場合には，疾患の性質上登校できなくなる。これは最も鑑別しなければならない。とくに統合失調症を見誤ると適切な処置を遅らせることになり，治療を難しくする。一つのポイントとして，学校に行かずに何をしているかという点がある。家での生活のしかたに，例えば好きな絵をいつも描いているといった生産性が見られるか，それとも1日中ゴロゴロしていて入浴も嫌うなどのような非生産的な過ごし方をしているかによって分かれる。後者は統合失調症である可能性が高いと見なければならない。

②成績不振によるもの：成績全般がそうなのか，それとも特定科目に対してなのかが問題となる。後者は**特異的発達障害**（教育界では学習障害）である可能性があり，教育相談所の担当分野となる。

③いじめの介在：これは現在なかなか解決困難な問題である。当事者の特定が難しかったり，特定できてもそれによって事態をさらに悪化させることもあり得る。これは学校精神保健（39頁）全体の問題として合理的に扱われるべきものといわざるを得ない。

④「行きたいのに行けない」もの：①から③までのものを除いた，いわばこれが「不登校」の「純型」である。学習意欲は十分にありながら，何らかの理由で登校できないもので，最近は正規の学校に代えてその学習意欲に対して手をさしのべようというフリースクールができてきている。不登校の理由次第では小児精神医学の対象になる。不登校に関して「学校に行かない」という選択肢があってよいという論から「治る」＝学校への復帰という図式が果たして正しいかどうかの議論がある。これは現在の学校のあり方と教育の根本にかかわる問題と考えなければならない点である。

11　学校の精神保健施策

　本来学校での保健対策としては学校医，学校歯科医，学校薬剤師，養護教諭の配置という形がとられてきた。明らかにこれは身体的健康のみを考えた施策であり，永らく精神的健康問題は取り上げられてはこなかった。しかし，不登校者の増加やいじめによる自殺者の発生といった問題が生じるようになって，養護教諭はそうした問題への対処に迫られるようになった。しかし精神保健問題に十分な経験をもつ養護教諭はきわめて少なく，せいぜい学校の保健室が当事者生徒達の休息の場とでして機能させることで手一杯であった（「保健室登校」という用語が登場したこともあった。不登校者が教室に入らずに保健室で1日を過ごすことを黙認することをいう。しかしこれはそれなりの意味ある施策だったといえる）。

　そこで94年文部省（当時）は日本臨床心理士資格認定協会（財）の認定した臨床心理士等を全国範囲で141校に委託派遣することを決定した。それ以来**スクールカウンセラー**を配置する学校数は増加している。

　この政策で定められたスクールカウンセラーの職務を要約すると次の3項となる。
1．児童生徒へのカウンセリングとそれに関する情報収集・提供
2．教職員および保護者への助言，援助
3．その他各学校が適当と認められるもの

　これを図示すると右のようになり，各関係機関との連携が欠かせない。とくに教師，親の問題への認識の程度がこのシステムのスムーズな稼動の可否を決めることになる。単にカウンセラーを置いたからすべて解決，というわけにはいかないのは当然である。

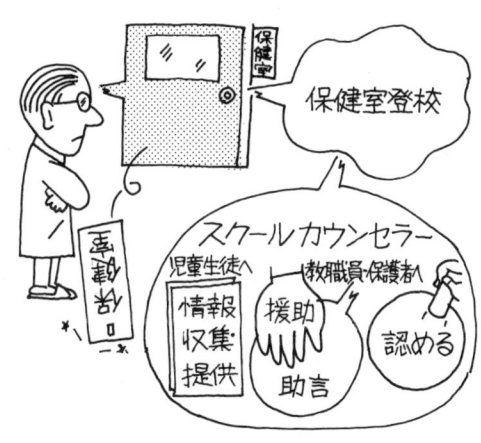

12 思春期前期

　大輝クンは中学に進んでから，今まso とはちがってきた。素直でなくなり，家ではあまり口をきかなくなってきた。自分でも何かイライラするときが多く，ついそれでお母さんのいうことに逆らってみたくなったりするのである。学校でも，今まではとくに何も意識してこなかったのに，同級生の女の子の発言に真っ向から反発したりするようになった。

　思春期前期はそうした形で始まる。ときに何か自分の中から突き上げてくる衝動を自分でコントロールできない。後で考えてみればそれほどのことでもない，と判るのにその時にはむやみに腹が立つ。つい荒いことばが口をついて出る…。それが何故なのか，自分でも説明できない。小学校までは偉く見えていた親が，それほどのものに見えなくなり，ごくつまらない人間のように見えてくる。

　よく思い出せばこの時期を通過していった人には思い当るところがあるはずのことである。いわば子供の時代から大人にと「脱皮」していく時期である。

　「男の子って，何だかよく判らないわ」と理香さんはある晩，茂雄さんにいった。確かに異性の親には少し「判りにくい」時期でもある。

　余　談　思春期の反抗を描いた映画に「理由なき反抗」(55年ワーナー作品，ニコラス・レイ監督)がある。若くして事故死したジェームス・ディーン主演のこの映画では，崖っぷちで2台の自動車を走らせ，先に車から降りた方が負けという危険な賭けをやってのけるシーンが圧巻である。

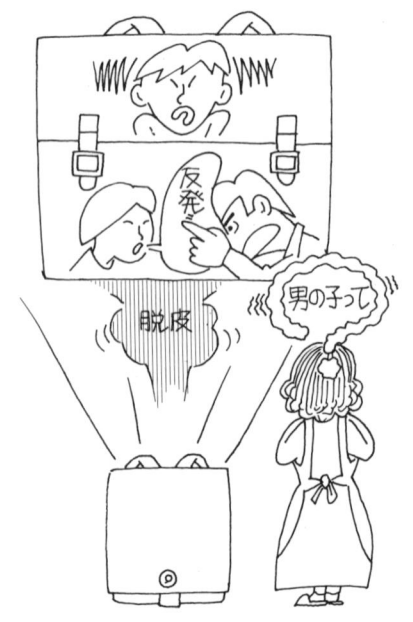

13 思春期前期に見られる疾患

①**摂食障害**　圧倒的に女性に多い。

　A．神経性食欲不振症：俗に「拒食症」と呼ばれるもので，他人から「太っている」と指摘（実際にはそれほどの肥満はない場合が多い）されたことをきっかけに，急激なダイエットを始める。しかし部活など運動はむしろ活発にやる。このため体重は急速に減り，時として30キロを割り込むことにもなる。月経は休止し，ときには歯が抜けたりして容貌も老けた感じになる。また時期によっては夜中に冷蔵庫を開けて，中の食材を手当り次第に詰め込み，トイレに行っては指を口に突っ込んで吐く（自己誘発性嘔吐）ことも見られる。こころの奥底に大人の女性になることへの拒否，親からの独立を望みながら現実にはそれが果たせないために親に依存するという矛盾（独立と依存の葛藤）が見られる。

　B．神経性大食症：A．と逆に味に無関係に何でも詰め込んでおいては吐く行動が主で，俗に「過食症」と呼ばれている。心情的には「ヤケ食い」で，何か「負けた」という思いがあって，それに対する代償行為（24頁参照）と考えられる。

②**思春期危機**：思春期に一過性の形で不登校，非行，薬物等への依存などの行動が見られるものの総称。不安定な気分や不安の解消法として現れるものと考えられている。他の疾患との鑑別が難しい時期・ケースがある。

③**早発性の統合失調症**：「破瓜型」と呼ばれるタイプで，全体的に生活リズムの乱れが目立ち，このため入浴，散髪，着替えなど身辺を身綺麗にすることを嫌がり，ときにいわゆる「引きこもり」のかたちをとることもあるし，結果として不登校が見られることもある。従ってこれらを「総称」してしまうことはいわゆる「十把ひとからげ」になって，大きな誤りを生むことになりかねない。本症を見過ごし，正しく医療の軌道に乗せることが遅れると治療に余計時間がかかることになる。

④**神経症**：対人恐怖，強迫神経症（いずれも13, 45頁参照）の形をとりやすい。この時期にありがちな，自分の欠点に目が向き過ぎることにも発症のきっかけがあるように思われる。

14 性の問題

①性教育

　性の問題は人の一生を通じて関わりをもつ問題であるが，一昔前は話題とすることすらタブーとされてきた。太平洋戦争後，「純潔教育」という名で義務教育期間中に教育される機会ができたが，きわめて道徳的立場が強く，いわば「不純異性交友」（当時の呼び名）に伴う妊娠防止策が目的であったという感の強いものであった。

　WHO（世界保健機構）は「性の健康」として，「性の健康な状態とは，人間の性が身体的，情緒的，知性的，そして社会的な側面からとらえられ，かつ統合された状態をさしている。このような性の存在によって，人生が豊かになり，パーソナリティや人間関係，さらには愛情が深まるようになる」としている。性教育は今後このような視点から教育されていくであろう。

②性同一性障害

　思春期後期はいわゆる第2次性徴によって，男らしさ・女らしさがはっきりしてくる時期であるが，その「本来の」性を自分の性として認められないものを性同一性障害という。小児期からこの傾向は認められ，男性に多く（3万人に1人くらい，女性は10万人に1人くらい），性転換手術を希望する。98年に埼玉医大で一定の条件を満たした場合に身体的治療を行うという方式を採用した。

③自慰行為

　これも昔は不道徳な行為とされてきたことであるが，思春期に達すれば男性は夢精による精通，女性は初潮を経験した頃から自然に覚え，ほとんどの者が経験する。禁止時代にはいろいろな弊害が伝えられたが，今日ではむしろ独身者の性行為として自然なことと考えられている。

④HIV感染症

　感染経路はA．性行為，B．血液の接触，C．母子であるが，思春期後期以降ではA．が当然多い。B．は注射のまわし打ちによるものなので，薬物依存に合併する場合がある。A．に関してはコンドーム装着の励行を十分指導する必要がある。

15　思春期後期

　大輝クンは高校へ進学した。そこまでに全く問題がなかったわけではない。

　まず大輝クン本人は普通高校へという考えだったが、父親の茂雄さんは大学進学が容易な私立大附属高、母親の里香さんは国立大学への進学率の高い私立高校と三者三様の考えだった。この時期は将来どんな職業に就くかという問題（アイデンティティ＝「自己同一性」、私は「ヨリドコロ」と呼ぶ）が確立される時期であり、高校の選択は大きな関係をもつことになる。

　大輝クンの場合は結果的に本人の考えたとおりになった。高校の間にその先のことはゆっくり考えたい、ということになった。

　「ヨリドコロ」の確立を巡って、かなり強い要望を親がもつ場合がよくある。

　開業医のような世襲色の強い職業では後継者として、早くから偏差値の高い医大・医学部への進学が期待される。そういう強い期待に応えていければ問題ないが、それがプレッシャーとなって以後浪人、留年を余儀なくされ、国家試験までパスできないようなことになる。たとえそのように将来の進路が親によって保証されていても、実際子がそれに必ず従うとは決まっていないのが現代で、まるっきり違う世界に進もうとするケースもまれではない。

　本人自身が迷いに迷い、いつまでも「ヨリドコロ」がつかめないと「ヨリドコロ巡礼」となってしまう。それがエリクソンのいう「モラトリアム人間」（本来モラトリアムとは「支払い猶予令」を意味する経済用語。それになぞらえて社会人としての責任を先延ばしすると言う意味）でもあるし、それが長期間に及ぶと性格的な偏りのせいと考えられるようになる（境界線型人格障害＝78頁参照）。

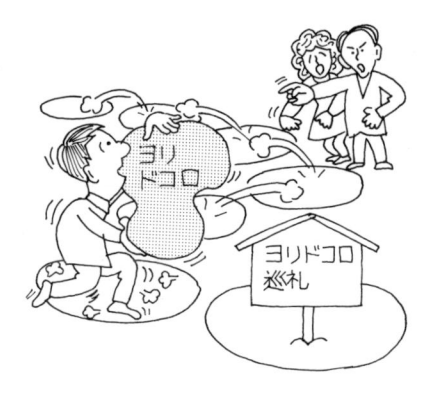

16 青年期

　ここでお父さんの茂雄さんが自分の若い時代を回想する。茂雄さんは大学を出て，今の会社に就職した。そこで今の奥さんである里香さんと知合ったということになるのだが，そこまでいくのにいろいろな場面を経験しなければならなかった。

　茂雄さんは東京近県の農家の長男である。保守色の強い土地で，長男は当然あとを継ぐものとされている中，両親はもとより親戚までの総反対を押し切っての大学進学，会社への就職を強行したのであった。

　一方里香さんは東京は山の手の一部上場会社役員令嬢，こういう組み合わせだったから茂雄さんの両親が猛反対した。里香さんの両親もよい顔はしなかった。結婚は二人の合意だけで成立するとは憲法にあっても，現実にはこうした摩擦を一つ一つ解決していかなければならないのである。しかし結果は思わしくなかった。結局茂雄さん側の親戚の，大学進学以来の逆風のこともあり，会社の上司の媒酌で両家の両親と友人だけのささやかな挙式となったのだった。

　会社での茂雄さんは同期入社の新人の中では一番期待される人材で，恐らく出世頭であろうとの下馬評が高かった。しかしそれは他の同期生のヤッカミを誘うことになり，また同じ職場でも主任や係長の中にはこの期待される新人を快く思わない者もいたりして，仕事上やりにくいことも少なくはなかった。そんなかたちで社内の人間関係にはかなり気を使わされることになっていた。青年期という時代は職場，自分の家庭づくりといった面でも適応上の苦労がつきまとう時代である。

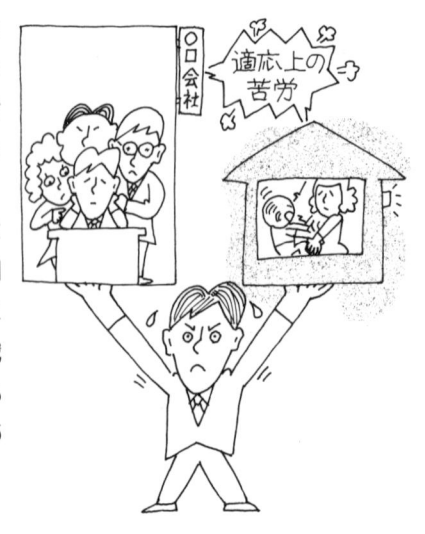

17　青年期の疾患

1．統合失調症（旧・精神分裂病）：最も患者さんの数の多い疾患で，大体130人に1人の割合で発病する。青年期に発病しやすく，原因はまだ確定していない。症状として幻覚（とくに幻聴）や妄想のように行動が増加する陽性症状と，感情鈍麻や自発性減退などを中心とした陰性症状とから成る。放置すると症状が進行するので，できるだけ早く発見して早く治療を始めることが肝要である。

2．感情病（躁うつ病）：文字どおり感情，とくに気分の障害が中心で，理由もなくうきうきした気分になる躁状態と逆にひどく気分の落ち込むうつ状態とがあり，後者のみが現れるものが圧倒的に多い。青年期のそれは環境への不適応がきっかけになることが多い。

3．神経症：不安を源泉としてそれに対する個人の側の反応によって起こる疾患で，タイプによって症状はさまざまである。青年期のそれは適応を巡る問題（とくに不適応）が原因となることが多い。

A．不安神経症：発作性の不安が主症状のタイプで，乗り物の中などで発作を経験すると次第に外出ができなくなったりする。発作時に死の恐怖を伴うこともある。これをパニック・ディスオーダーという。

B．強迫神経症：自分で不合理と承知していながら，そう考えないと不安になるため自分の意に逆らってしまう考え（強迫観念）が主症状のタイプ。

C．ヒステリー：こころのはたらきの一部が他との連携を失って孤立し，そのために意識の障害などが起こる解離型と，こころの中の不満が体の症状の形をとる転換型とがある。症状は大物の病気に似ているが，検査等で裏付けられない，いわばコピー病の形をとる。

D．抑うつ神経症：抑うつ気分が主症状のもの。

E．心気症：検査値では基準範囲に留まりながら，症状だけがあって，いつも身体的不調をいいたてるタイプ。

F．恐怖症：ある特定のものや状況に対して恐怖を起こすタイプで，青年期には対人恐怖，赤面恐怖，醜形恐怖（容貌が醜いと考える）などがよくみられる。

18 職場のメンタルヘルス・サービス

　1950年代に抗精神病薬が登場し，精神病にかかった患者さんが元気になって職場に戻るケースが多くなって，そのアフターケアが必要となったことがその始まりであった。当時の公共企業体（とくに今のJR＝国鉄，NTT＝電電公社）や民間大企業（日本鋼管，松下電機など）がこの問題に早くから取り組み，復職判定基準の作成や判定委員会の設置など積極的な施策を講じた。やがてそれは早期発見・早期治療開始（公衆衛生学でいう第2次予防策，因みに第1次予防とは原因の除去を指す）に向けられ，成果を挙げるようになった。

　職場を対象としたメンタルヘルス・サービスはこうして健康管理施策の一部として行われるが，そのしくみは次のようになっている。

　1）診療機能：精神不健康者の早期発見・早期治療開始に直接関係するとともに回復者のアフターケアの実施に努める。産業医，嘱託精神科医は勿論，保健婦，カウンセラー，さらには一定の教育を受けた一般社員もその一端を担当する。

　2）連絡機能：関係医療機関，人事，労務厚生担当者，職場上司等との密接な連絡調整を行う。

　3）教育機能：一般社員に対するメンタルヘルスの普及教育，個々の事例を通じて，回復者の受け入れについて職場に対する個別の指導などを行う。

　なお国の施策としてのTHP（Total Health Promotion Plan）を図に示す。

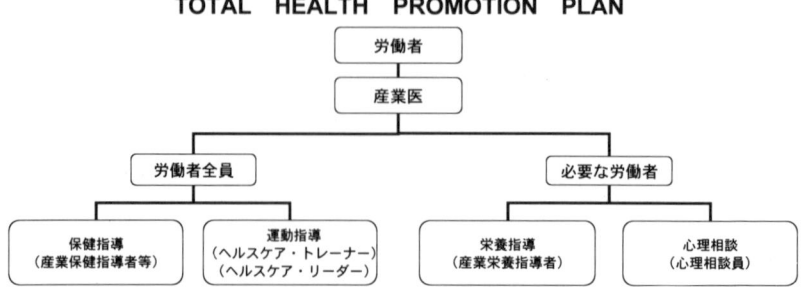

TOTAL HEALTH PROMOTION PLAN

```
           労働者
             │
           産業医
        ┌────┴────┐
     労働者全員   必要な労働者
     ┌───┴───┐   ┌───┴───┐
   保健指導  運動指導  栄養指導  心理相談
  (産業保健  (ヘルスケア (産業栄養  (心理相談員)
   指導者等)  ・トレーナー) 指導者)
          (ヘルスケア
           ・リーダー)
```

19 テクノストレス

　1983年に米国の精神科産業医ブロードが命名したコンピュータ時代の新しい精神病理現象である。ブロードによればそれは二つの種類に分かれるという。

　①テクノ不安症：中高年者に起こりやすい。コンピュータの導入によるOA化への不適応による。もともと中高年者にはキー・ボードを叩くという「文化」の持ち合わせがないので，その操作になかなか習熟しきれない人が出る。若い年齢層の社員は簡単にマスターしてしまうことも，こういう人には苦手の限りである。管理職であったりすると，部下の手前面目を損ねることにもなり，それがやがて部下がコンピュータを使いこなせない自分を部下が寄ってたかってばかにしているのではないかという妄想にとりつかれ兼ねない。もともと真面目で律儀，完全主義の傾向のある人がかかりやすい。

　②テクノ依存症：若い年齢層に起こる。俗にいうコンピュータ中毒（略して「コン中」）のこと。コンピュータの便利さにのめり込んで，行動の仕方までがコンピュータのようになってしまう。いわばコンピュータへの過剰適応である。端的な結論を急ぎ，まどろっこしい会議を嫌う。その結果他人と情緒的な関係をもつことが困難になる。

　余談　Eメールの交換の場として，近頃はプロバイダーが「チャット」というものを公開しているが，ここでは腹蔵ない意見の交換が行なわれる，といえば聞こえはよいが，どうかすると悪口のぶつけあいのようなことも起こる。ある工場で社員間のコミュニケーションをなるべく社内メールで…というふうにしてみたところ，「チャット」の要領で率直な意見をぶつけられた社員がうつ状態になってしまった，という例がある。これも一種のテクノストレスというべきか…？

　最近iモードつきの携帯電話が普及したことで，四六時中これを介してメールのやりとりをしている若い人が目立つ。何か「強迫的」といえそうな，そうしていないと仲間からはぐれ，孤立化を招くとでもいえそうな状態が気になる。ブロードはこのことに触れていなかったが，こういう形のテクノ依存症も現実にはあるらしい。「生きた会話の喪失」というべきか。

20 壮年期（熟年期）

　大輝クンが高校受験をめざして頑張っているころ，お父さんの茂雄さんは壮年期となり，会社ではまわりの期待どおり同期入社社員の中で一番早く課長に昇進した。これは確かに個人的には「慶事」ではあるのだが，仕事の上では責任も増し，多忙さも増した。帰宅も遅くなり，一家で食卓を囲む機会はぐんと減った。そんな状況が続くうち，会社の定期健康診断で茂雄さんのデータに黄色信号が点灯した。高脂血症，高血圧，糖尿病の疑い濃厚で，医療機関で精査を受けるようにという産業医からの助言が付されていた。

　茂雄さんにとってはまさに寝耳に水のできごとだった。普段別に自覚症状があったわけでなく，会社を休むことなどほとんどなかったからである。忙しいスケジュールをやりくりして受診してみると，何と1週間は入院の必要があるという。入院中に食事指導などを受け，改めて「若くない」自分を自覚させられた茂雄さんだった。

　余　談　決して自慢になる話ではないが，私自身も2000年春に「無症状性」の心筋梗塞が偶然発見された。3本ある心臓の栄養血管（冠状動脈）のうち2本が閉塞しているというので，左前腕から血管を移植するバイパス手術を受けた。6時間に及ぶ手術で，そのあとCCU（集中治療室）で2日も過ごすハメとなった。幸い術後の経過もよく，今では元気になったが，前から高血圧と糖尿病があることは判ってはいたもののまさかこんな目に遭うとは思ってもいなかった。加えて目の方もレーザー光線を両眼各500発の照射を受けるオマケがついた。「無症状性」のオソロシサをいやというほど味わった。

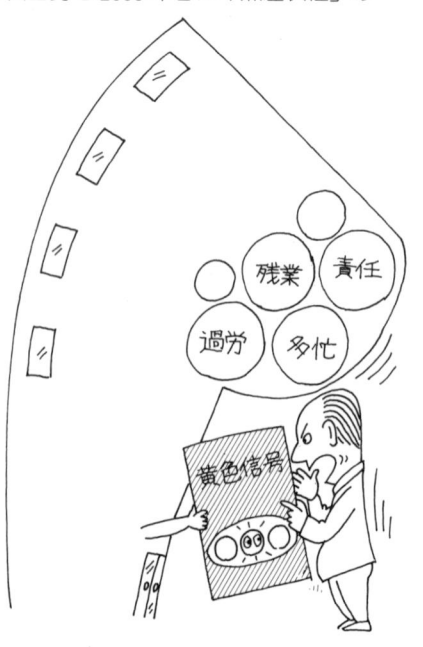

21 壮年期の疾患

①心身症：18頁参照。

②うつ病：地位の昇進がきっかけになりやすい。多くの場合は昇進に伴う責任や作業量の増加，上司と部下の間に立っての葛藤（サンドイッチ現象）が関係し，もともと真面目で律儀，強い義務責任感に裏うちされた性格からこれらの問題を良心的に解決しようとして苦境に立つことが考えられる。女性の場合には家の移転（引越しうつ病）あるいは改築等で住み慣れた家との決別を体験（喪失体験）すること，また子供が成長して別居していくことに伴う役割喪失（空の巣症候群）などがきっかけになりやすい。

③アルコール症：普段のストレスフルな生活から飲酒にのめり込み，長期に大量の飲酒を継続した結果起こるもので，次のように分類される。

A. アルコール依存：飲酒からの離脱が困難になる状態

B. 離脱症状：飲酒を中止することで起こるもの。重いものは幻覚（小さな羽虫がいっぱいたかっているように見える＝小動物幻視）を伴う「振せんせん妄」が見られる。

C. アルコール精神病：幻覚や妄想など精神病的症状を伴うもの。隣の部屋から会話調で聞えてくる幻聴の見られるアルコール幻覚症，嫉妬妄想の見られるアルコール嫉妬妄想などがある。

D. 健忘症候群：短期の記憶障害が起こる。ときにそれを補うために話をでっち上げる（作話）ことがある。

E. アルコール性痴呆・人格変化：慢性的にビタミンＢ１の不足から起こると考えられている。但し痴呆の程度はアルツハイマー病ほどはっきりしたものは少ない。

なお近年女性の「キッチンドリンカー」が増加していることが注目されている。これも一つには夫の遠距離通勤や単身赴任が関係している。

④初老期痴呆：アルツハイマー病は早い例では40代から始まるという衝撃的な報告がある。進行は急速であり，当然ながら職業を維持することが困難となり，家庭生活維持上大きな問題となり得るが，今のところ充分な予防法は認められていない。

22 共依存とアダルトチルドレン

　アルコール依存者の家庭は普通の家庭と異なったことが生じやすいが，その結果が標題にいう二つである。
　①**共依存**とは依存症者に対する家族の反応で，飲酒に伴う問題の発生（借金，世間体の毀損，信用の下落等）で依存症者本人を非難し，問題を自分達で処理して本人に直面させないようにし，更に飲酒を含めて依存症者の行動を統制しようとしてかかる。ところが家族からそのように非難され，行動の統制を受けることには依存症者側の猛反発が起こる。結局「酒飲みが悪い，その悪者のせいで私達は不幸だ，この悪者さえ居なければ…」という家族の思いは却って本人に更に酒へののめり込みを促進することになってしまう。このような行動を共依存という。
　②**アダルトチルドレン**とは依存症者のいる家庭での子供の反応である。依存によって家庭のハタラキは低下し，依存症者の起こした問題の処理に大人は忙殺されてしまう。とても子供を「構ってなどいられない」状況である。こんな状況下で家族の一員として家庭の安定化の役割を早くから担わされることになる。彼らは時に荒れくるう依存症者とは対照的にもの静かで，自己主張も少なく，家族の他の成員に合わせようと必死になる。年齢もそこまでいかないのに大人の役を演じることになるのでアダルトチルドレンというのだが，大抵その努力は空回りしてしまう。こうした子供が大人になると依存症者になったり，あるいは共依存者となる可能性が高いといわれる。

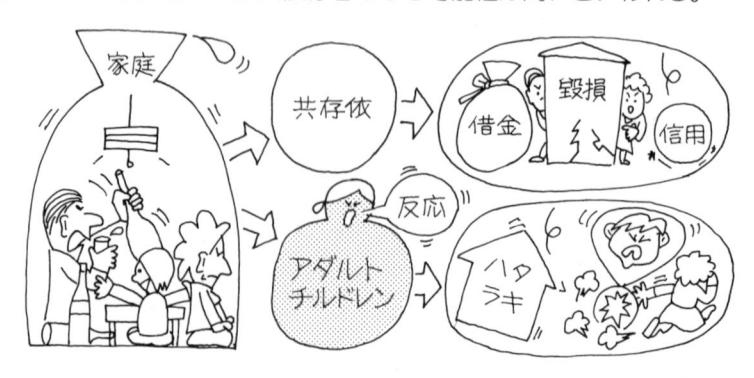

23 初老期

　茂雄さんのお父さんが亡くなり，実家に残ったお母さんの問題が起こった。

　それまで農業の方は両親が細々とやっていたのだが，お父さんが亡くなったことで後をどうするかということで，納骨を機会に兄弟が集まった。兄弟は口々に長男である茂雄さんがお母さんの面倒を見るべきだと主張した。実家から会社に通勤することは時間的にも大変であり，といってお母さんを東京の家に引き取ることにも問題があった。東京の家はマンションでそう広くないし，実家のあたりとはまるで雰囲気が違うということ，また今まで同居していなかったのに途中から同居することの難しさがそこにあった。

　当のお母さんはお父さんの死で気弱になっており，茂雄さんが傍にいてくれることが一番気強いというので，とにかく一度東京の家にしばらく居てみてもらおうということになった。しかしこれは里香さんにとっては大変なことである。今までは距離のあったお姑さんと，同じ屋根の下で生活を共にしようというのである。

　果たしてこの件は懸念されたようにうまくいかなかった。お母さんは永年農業をやって自然に親しんできた。急にコンクリート造りのハコの中で暮すというのは耐えられないことだった。お母さんも里香さんも双方で気を使いどおしということも楽なことではなかった。そういう経過でこの同居は解消し，お母さんは実家で介護サービスを受けながら生活し，茂雄さんは週末に里香さん共々実家にいって介護の一端を受け持つということになった。

　壮年期には往々にしてこのように老親の面倒を見る問題が起こる。その合理的解決が図れないと，それは大きなストレスとなってのしかかってくることになる。

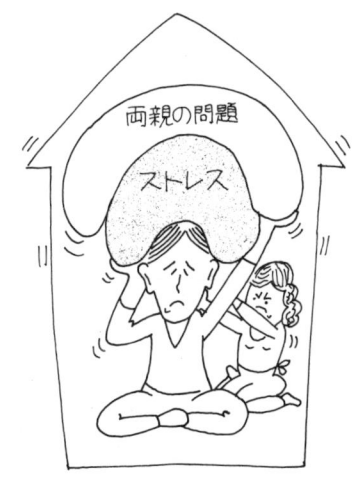

24 老年期

　茂雄さんのお母さんは永年住み慣れた家で介護を受けながら生活していたが，そのうちに段々と食が細くなってきた。病院に連れていってみると胃ガンで，それもかなり進んでおり，余命は半年くらいであろうということであった。
　そこまで進行していたというのも，お母さんがふだん我慢強い性格のため，これまでいろいろ症状が出ていたのに黙っていたせいらしかった。
　さて病名の告知をどうするかについて，担当医は茂雄さんに訊ねた。かねてお母さんがもしガンになったら，必ずそういっておくれといっていたことを思い出した茂雄さんは思い切って本人に告知することにした。
　告知は病院のカンファレンスルームの一角で，担当医がX線写真を見せながら行われた。じっと説明を聞いているお母さんの態度は立派だった。お母さんは自宅での療養を希望し，週1回の通院と容態が急変した場合の連絡方法などを取り決めた。
　お母さんにとって，自宅で人生の最後を迎えられたことは何よりのことであった。宣告どおり告知から半年経ったある日，子供・孫の全員に見送られてお母さんは目を閉じた。茂雄さんは大輝クンには臨終から野辺の送りまでの一切に参加させた。それが death education（死の教育）であり，今日ではこれが是非必要だと考えたからであった。初めて体験した人の死に，大輝クンは生命の尊さを知って感動した様子であった。

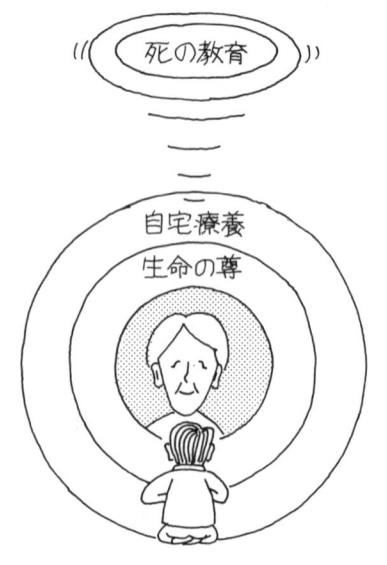

25　晩年に多い高得点ストレス

　16頁の表を見ればお判りのように，配偶者，親類，友人など親しい人との死別，定年退職によって永年慣れた仕事から慣れない仕事に変わること，自分自身の怪我や病気などのライフ・イベントはそれらイベントの性質上からも晩年に集中しやすい傾向がある。このことからも晩年に老年性うつ病を発病する人が少なくない。ただこの老年性うつ病は往々にして他の疾患，とくに痴呆と見誤れることが多い。

　元気がなくなってションボリしてしまい，引きこもって外出もしたがらないのをむやみに激励してますます悪くしてしまったりするケースは決して稀ではない。「痴呆化して，四六時中面倒を見なければならなくなったら大変」という家族の「痴呆恐怖症」がそうさせてしまうのであろうが，専門家がきちんと対応すれば診断がつくものなのに相変わらず偏見のせいで精神科への受診をためらう人が少なくないので，扱われ方に誤りが生ずる。

　うつ病に有効な抗うつ薬が日進月歩で登場し，中には華々しく喧伝されている薬剤もあるが，これも個人差があって効き目のほどは服用してみなければわからない，というのが本当のところである。また高齢になるとそのための身体的変化によっては副作用も起こり易くなっていることに注意がいる。勿論専門家ならその辺は十分承知しているはずであるが……。

　余　談　痴呆と酒の酩酊はよく似ていると普段いっている。本当に酔った人は決してそれを認めず，「酔っちゃあいねえよ」などという。自分から「もうすっかり酔いました」という人は逆にしっかりしている。本当に痴呆化していると「ボケてなんかいるものか」と怒り出したりするが，「もうすっかりボケてしまいまして…」といっている人は逆に痴呆ではない。こういう人が実は老年うつ病である可能性が高いのである。

　生涯の大半を，およそ精神科と縁のない状態で過ごしてこられたものを，こんな形で精神科のご厄介になるなんて…という思いが頭をかすめる人は少なくなかろう。自分の親だって，いわば自分の一部。「健康妄想」(75頁参照)は決して自分自身だけのことに限らない。

26 地域のメンタルヘルス

「地域」は家庭，学校，職場と並んでの一つの「場」である。地域に生活する住民全員を対象とした健康管理施策を「地域保健」といい，従来「公衆衛生」とよばれていたものはこの語に置きかえられた。ただ，同じ「地域」という用語を使っても，実は施設・機関によってその担当区域に違いがあり，また住民の意識にも差がある。また都市部と非都市部ではその凝集性に差がある。

かつては伝染性疾患（とくに結核）予防や栄養指導をテーマとして始まった地域保健活動は他の保健活動同様，予防からさらに健康の増進へとその目的も変わってきた。これまで年次毎のテーマとされてきた母子保健，成人保健，老人保健といった個別の施策は地域保健施策として統合され，さらにメンタルヘルスもその中に組み込まれた。

これまでも「地域精神保健」という用語がなかったわけではないが，「ノーマライゼーション」の登場で，精神障害者も地域の中で自立して経済社会活動に参加する道が本格的に開かれることになり，社会福祉法人立の社会復帰施設や授産施設などが地域に作られるようになった。しかし一部の地域では偏見によってこうした施設の建設に反対する動きが見られることはなお問題として残っている。

余 談 古典落語の「孝行糖」は今日なら知的障害者に当たる与太郎が，親孝行ぶりをお奉行様から表彰され，賞金をもらったことから近所の人たちがそれを元手にして「孝行糖」と名づけた飴を売らせるという噺である。法律も「地域保健」などという語もなかった昔，こうした地域住民の積極的なメンタルヘルス活動があったことは驚きである。やはり現代人は大事なものを置きわすれてきてしまったようだ。

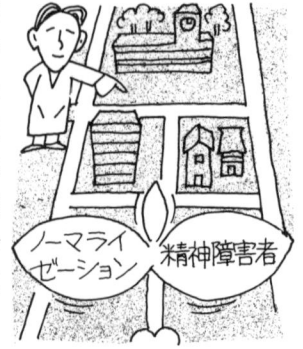

第3章　分かちあうメンタルヘルス

1　その意味

　メンタルヘルスは自分のそれが維持されればよい，というものではない。他人のメンタルヘルスにも関心をもち，それが維持されるように積極的にはたらきかけをすることも広義のメンタルヘルスなのであり，その意味からすると「メンタルヘルスの分かちあい」もまた重要な意味をもってくることになる。立場上からときに他人から何かの相談を持ち掛けられ，それに対して何らかの答えをする上での助けになる素養ということである。医療者であれば単にその技術を駆使しているだけでよいわけでなく，どんな職種であれ，常に相手の心情に思いをいたし，十分に説明してその技術施行を納得してもらうという作業が要ることになる。これもまた「分かちあうメンタルヘルス」ということになる。

　近頃「癒し」という流行語があり，音楽やペット，さらには人の顔までが「癒し系」と形容されたりしている。このことがまさに「分かちあうメンタルヘルス」そのものであり，精神科医やカウンセラーの世話になるまでもないような，ごく軽度の精神不健康状態はこうした「癒し」でも有効である。

　ただこうした「癒し」の作業でも，いわばガイドライン的なものがあることは知っておくべきだと思うので，この章はそれを中心にお話ししようと考える。

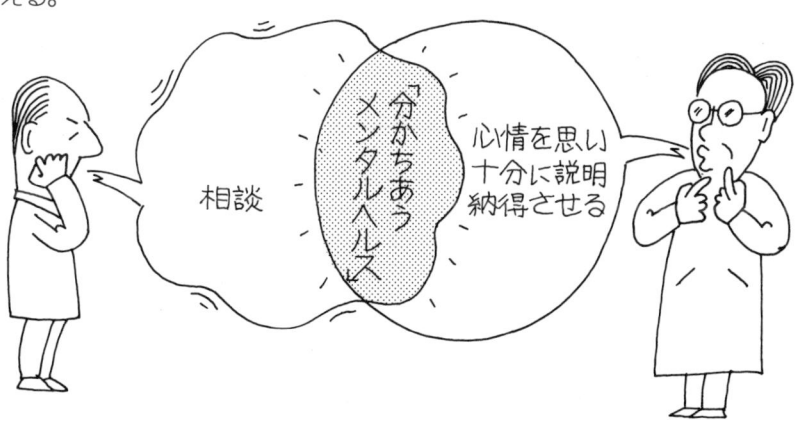

2 キュア（cure）からケア（care），更にシェア（share）へ

　「キュアからケアへ」というフレーズはこれまでよく語られてきた。キュア（cure）とは「治療」であり，通常は病気に対して物理・化学的手段を使って積極的に病気を「治す」ことを意味する。法的にはこのような手技を使うことが認められているのは医師だけである。しかし老年期にさしかかった患者さんの身体的老化に伴う問題とか，ガンの末期に入った患者さんの問題となると，もはやキュアの問題ではなくなって看護師のケア（care）の重要性がそこに登場する。

　これに加えて「介護」ということばが登場したことで，その先にあるべきものが見えてきた。介護はまだ一部が国家認定資格ではない介護福祉士だけでなく，患者さんの家族も日常行っている行為である。これはケアよりも更に患者さんに近く，また一層プリミティブなものである。この介護の立場を一口にいえば「シェア（share）」である。

　本来シェアということばは経済界では市場占有度といった意味に使われているようだが，ここでは「分かち合い」を意味する。何を「分かち合」うかというと，患者さんの痛み，苦しみを，である。介護にも介護の技術はあるが，その基本的な精神こそ，このシェアなのである。

　イギリスのホスピスには「not doing, but being」ということばがあるという。和訳すれば「しないでいいから，傍に居て」となろうか。つい医療者は患者さんの容態が変わり，痛みや苦しみがつのってきたという兆候を見ると，つい鎮痛薬の注射を取りに行こうとか，医師や上級職員に通報しようとか考えて，折角患者さんの傍に居ながらその場を離れようとしてしまう。たしかにそれは合理的な行動なのだが，患者さんの方ではそんなことで自分の傍を離れず，傍に居続けてほしいと思うのである。それで安心できるし，痛みだって薄らぐのだという。これこそ「シェア」の求めに他ならない。「キュア」の手段を豊富に持っている医師であっても，患者さんに接するときは是非「シェア」の気持ちを忘れないでほしいと思う。

3 相手を知る

　相談を受けた者として答えをうまく出す上の工夫で参考になるのは，昔の中国で内戦の続く中，勝利を得るノウハウを孫武という人が「兵法」として表した書物だ。「孫子の兵法」は我が国でも戦国の昔から愛読されたものであるが，その第一に「敵を知り，己を知らば以て百戦して危うからず」（**相手についての情報をしっかりつかみ，自分の力の分析が冷静にできたら，百回戦っても百回勝てる**）と書かれている。まず十分に「**相手を知る**」てだてもまた**メンタルヘルスの一部**なのである。

　「知る」ということはすなわち情報を得るということである。相手との関係が既に何年越しのつきあいという既知の仲であるならかなりの情報をそれまでに得ているわけであるが，そうした個人的な関係でなく，ある組織体の中での関係となると，改めてその人のプロフィルをどこかで事前に入手しておかなくてはならない（但しその場合にはプライバシーに関する問題があるので慎重に行動する必要がある）。

　一般に医師の診察法には五つあるとされている。それは，①問診，②視診，③触診，④打診，⑤聴診をいう。③—⑤は医学生が「内科診断学」という科目で習うことになるもので，触れる，叩く，聴診器を当てるという，診察室ではおなじみの行為をいう（ただこれらはそれを行う部位が決まっているものである）。このうち，①②は実は上手な医師ほど重視しており，しかも患者さん（極端な場合は聴診器を当てることだけが診察と思っていたりする）からは何か世間話をしているだけのようにしか感じられていなかったりするもので，精神科はとくにここが貴重な情報源なのである（よく患者さんから「あの先生はいい先生だが，話ばかりしてチットモ診察してくれない」！といわれる）。この二つを併せて「面接」と呼ぶ。字面だけで見れば「会って話をする」ことだが，実はなかなか経験の要る技術であって，外科医のメスさばきにも相当しようというほどのテクニックなのである。

4 「聞く」と「聴く」

「広辞苑」ではこの二つは同じ項目に入っているが、英語での hear と listen は意味が違うようだ。Hear の方は例えば「犬の吠えるのを聞いた」と言うふうに、単に音として知覚したという感じであるが、listen の方は「誰それの話を聴く」というふうに、単に音として知覚するだけではなく、身を入れてその意味を理解しようとする感じが込められている。

「ひたすら聴く」という表現があるが、これを「傾聴」といい、英語でいえば listen to one carefully ということになる。あらゆる臨床の場で必要なのはこの方の「聴く」である。「ハイハイ、聞いておきましょうね」といったような「聞き流し」ではないのだ。

相手から見て、「この人は確かに自分の話を聴いていてくれている」と感ずるようにするには、こちら側からもことばの他に次のようなサインが必要である。

1）一切の反論、批判をしていない。
2）深く、ゆっくりとしたうなづきがある。
3）「それから？」「それで？」「なぜ？」といったうながしがある。
4）視線の高さがほぼ同じで、目がみつめられているが、ときどき視線がはずされる。
5）ときに話したことが復唱される。

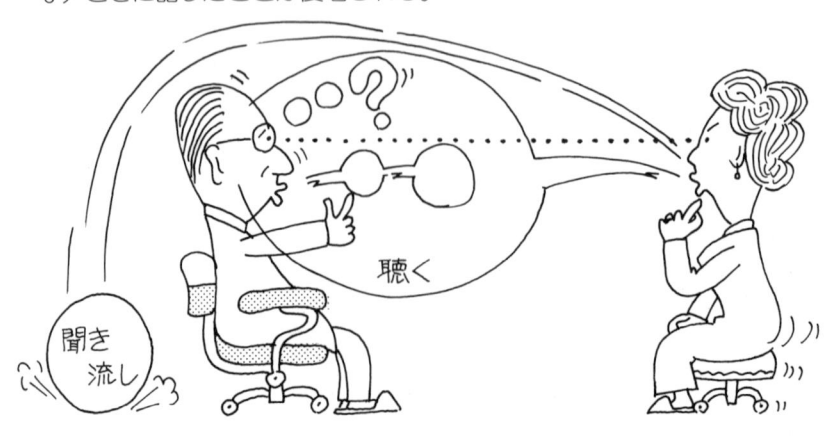

5 話しやすい雰囲気づくり

　そもそも対話というものは雰囲気で左右されやすいものである。相手が「苦虫を嚙みつぶしたような」，不機嫌な顔をしていたら，たとえその人が「さあ何でもどうぞお話下さい」と柔らかくいったとしても，とてもすんなりと話に入っていけるものではない。

1）椅子は同型のものとする（立場は対等という表現）。向き合って話すという方法（対面法）もなくはないが，一番よいのは正面を向いた線が直角に交わるように座る（90度法）。こうすると相手を威圧する形にならない。
2）椅子には少し浅めに掛け，やや上半身を前屈させるようにする。よく「身を乗り出して話を聴く」というように，このポーズは相手から見て十分に関心を持たれていると感じさせるものになるからである。
2）腕や足を組まない。これはその人の固有の癖である場合もあるが，もしそうであったら努力してでもこのような場面ではやめるようにしたい。ことには腕組みは「拒否」を示すとされる（腕を組むと丁度心臓の上にくる。これは無意識に心臓を守ろうとする防衛的な姿勢で，決して相手を受け容れる態度ではない）。
3）無闇に時計を見たりしない。明らかに時間を気にしているわけであり，とても「ゆっくり話をする」雰囲気とはいえない。
4）体のあちこちをさわるようなことをしない。これも落ちつきのないポーズである。

余　談　近頃医療職をめざす若い人達がどうやら苦手にしているらしいことは「雑談」のようだ。世代のちがう未知の人が相手だと「何を話してよいか判らない」らしい。私は新幹線の中などでたまたま隣席の人と雑談を交わすこともよくあるのだが，「何を話そうか」などと緊張したことはまずない。さりげなく天候のような，相手が必ず同意見であるような話題から入っていくだけのことである。これは実習に出て，そこでの患者さんや利用者さんに初めて声を掛けるときも同様である。「雑談」は構えてしまってはできないものだ。毎日のニュースの中でも，ちょっとした話を小耳にはさんでおくとよいだろう。

要注意のことばなど　医療の現場でのことば使いは注意を要する。まず感嘆詞のつくことばは，如何なる場面でも，例え短いものでも患者さんに不安を与えるので，一切「禁句」である。ましてその理由もなく悲鳴をあげるなどは論外である。

それだけではない。「もしかすると…」は何かとんでもない結果を暗示することになるから使わないのが望ましい。「気のせい」「年のせい」なども同類である。「精密検査」などという語も，「それほど詳しく検査しないと判らないような難しい病状」という暗示を与えることになる。

「大丈夫」「心配ない」といった語も，根拠や十分な説明を欠いた形では何の説得力を持たないものであることは，これまでの食品疑惑やプライバシー問題についての政治家の発言がよい例であろう。

また患者さんに対して禁止・非難するようなことばは禁物で，とくに「駄目」とか「わからない人だね」「何をやっているの」といったことばは与えるダメージが大きいと知るべきである。ふだんからこのたぐいのことばを発するのが口癖の人はよくよく気をつけるべきであろう。

「がんばってね」という激励語も考えものである。患者さんは闘病を強いられており，それなりに「がんばって」いるのである。「その上がんばれとはどうがんばったらよいのだ？」ということになる。単に通り一辺のつもりでないのなら，こんなことばは使うべきではない。うつ病の人には激励は禁物なのである（自分を責める傾向があるため，他人から激励をされるとますます情なくなり，自殺の危険が大きくなる）。うつ病でないまでも体に病気があれば，気分的にはうつ的になっていることが多い。無闇な激励は空回りするだけである。

余　談　人をやる気にさせるコツとして，太平洋戦争開時にハワイの真珠湾の奇襲攻撃を成功させた山本五十六（いそろく）元帥は「やってみせて　云ってきかせて　させてみて　誉めてやらねば　人は動かじ」という歌を示したという。戦争でのことではあるが，大勢の人間が一致協力しなければできない作戦を成功させたコツはまさにこの歌のとおりである。

6 ものの考え方としてのミクロ・マクロ

　一つの「**ものの考え方の方向**」として，**ミクロ**（微視，ものをこまかにみていく）と**マクロ**（巨視，ものを大きくみていく）がある。20世紀の学問は殆どがミクロの方向に進んだ。ひとつには電子顕微鏡のように，ものをこまかいところまで見ることができるようにした器材の発達も大いに加担したことだろう。医学，とくに臨床医学はそれらの器材の発達で大きく進んだが，それはまさしくミクロ化の方向であった。

　これによってこうむった恩恵は少ないものではないが，その代わり各専門分野の境界線に光が当たることは少なくなったばかりか，逆にその辺こそが大きな問題をもっていると考えられるものも出てきたのである。そういうことから折角かち得たミクロ化による成果を活かし，境界線のあたりにもスポットを当てようという考えから，学問の総合化が世紀末近くなってから図られるようになってきた。つまりそれがマクロ化の方向であり，**メンタルヘルスもマクロ化（ズームアウト）のひとつのあらわれとしてとらえることが大事になってくるのである。**

　メンタルヘルスのズームアウトとは，人間を個人の範囲でみていくのでなく，それをとりまく周囲，すなわち家族，職場や学校，地域，さらには国家や世界の中で生活している存在としてとらえることであり，絶えずそれら環境といろいろな形で関係しあってはお互いに変化し，更にはそれを通して発展していくものであることを知ることである。そしてその中にそれらの環境因子を負った存在として人間がいるのだという視点を失わないでほしい。

　余　談　このズームアウトということを例えるなら，外科医は腹をたち割って開けた穴に目をくっつけるようにして中の臓器を見る，内科医は聴診器があたる位の距離をおく。これに対して精神科医はちょうど写したい建て物を入れて写真を撮るように，自分がずっと退って本人と建て物が両方が見えるところに位置する，ということになる。この見方は精神科医だけでなく，すべての医療者がもってほしい視点である。

7 生き方の背景

①**性格**：性格は感情・意志の表れ方の傾向をいう。これを類型化しようという試みはいろいろになされてきたが，1921年クレッチュマーは統合失調症（旧・精神分裂病），躁うつ病，てんかんの患者さんが，その発病前にどのような性格をしていたか，またどんな体格かを調査して「体格と性格」を著した。以後精神医学では彼の説はよく引用されるようになった。

A．分裂気質：人との間に垣根を作る非社交性，照れ屋，生真面目，孤高などの特徴をもち，体格的にはやせ型，闘士型との相関がある。

B．循環気質：分裂気質とは対照的に社交的，ユーモラス，仕事好き，善人などの特徴があり，体型的には肥満型との相関が高い。

C．てんかん気質：いんぎん，几帳面，もの堅さが特徴で経済特性が高い。体型的には特定の体型との相関はあまり見られない。

②**出身府県で性格が読める（県民性の効用）**

昔から出身の土地で「気風」が判るといわれてきた。これが県民性で，今日なお色濃く残っている所もある。これを決定づけるものとして，第一に気候がある。雪深く，冬が寒い地方は温暖な土地にくらべて閉鎖的，非社交的になりやすい反面忍耐強さが育てられるし，温暖な土地は開放的に，またのんびりとした気風が育つ反面進取の気風に乏しいというようなことがある。

第二に歴史がある。戦国時代このかた，その土地の領有大名家の経営方針は，少なくとも「気風」の形成上大きな影響をもつ。また国替えがなかった土地と始終国替えが行われた土地とでは，その気風の濃さにちがいがでてくる。

第三に人文地理的要素で，大都市には昔から各地の野心家が集まりやすく，その子孫達もやはりどちらかといえばあまり閉鎖的になることは少なかろう。

ただ，今の都道府県という行政単位は昔の「国」（「大和＝今の奈良県」のような）と一致しておらず，いくつかの「国」の集合体であったりすることもあり，そのような場合だと同じ県の中でも地方によって気風をちがえることもある。各都道府県の県民性を次頁に図示した。

県民性と有名人

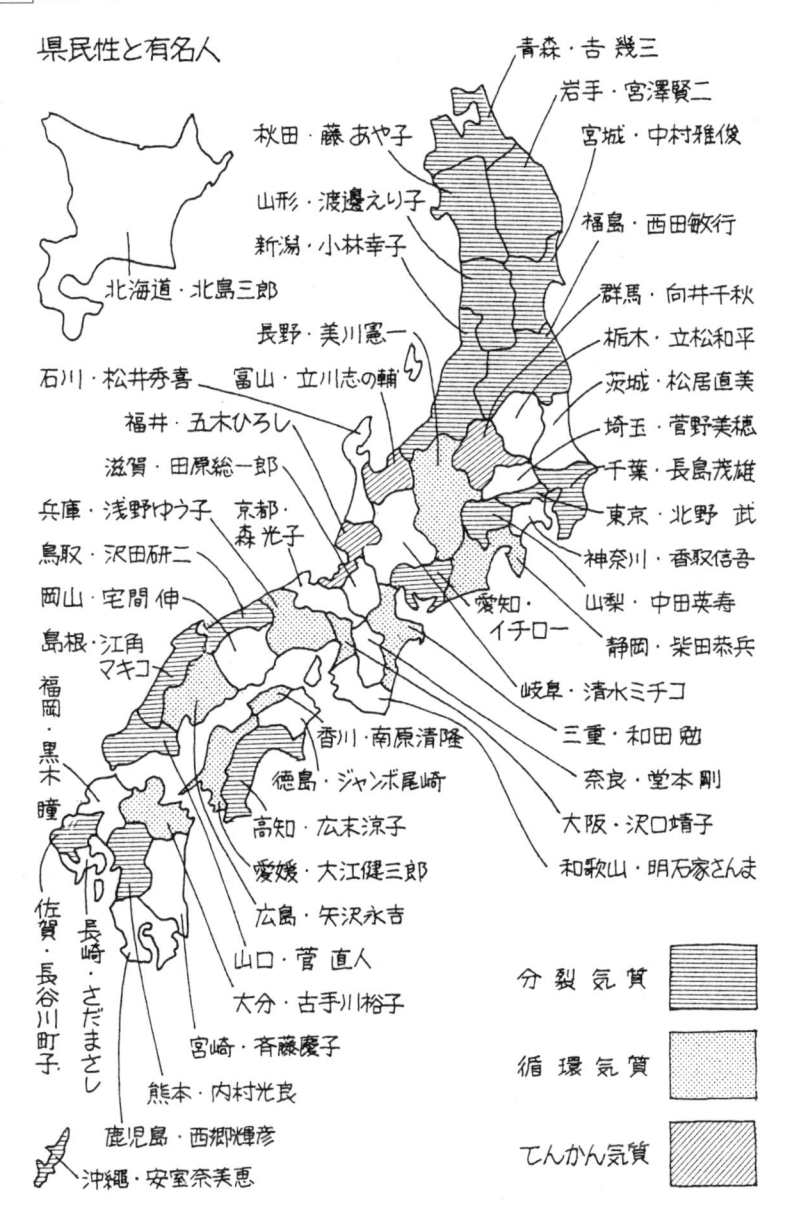

- 北海道・北島三郎
- 青森・吉 幾三
- 岩手・宮澤賢二
- 秋田・藤あや子
- 宮城・中村雅俊
- 山形・渡邊えり子
- 福島・西田敏行
- 新潟・小林幸子
- 群馬・向井千秋
- 長野・美川憲一
- 栃木・立松和平
- 石川・松井秀喜
- 茨城・松居直美
- 富山・立川志の輔
- 埼玉・菅野美穂
- 福井・五木ひろし
- 千葉・長島茂雄
- 滋賀・田原総一郎
- 東京・北野 武
- 兵庫・浅野ゆう子
- 京都・森 光子
- 神奈川・香取信吾
- 鳥取・沢田研二
- 山梨・中田英寿
- 岡山・宅間 伸
- 愛知・イチロー
- 静岡・柴田恭兵
- 島根・江角マキコ
- 岐阜・清水ミチコ
- 福岡・黒木 瞳
- 三重・和田 勉
- 佐賀・長谷川町子
- 奈良・堂本 剛
- 長崎・さだまさし
- 大阪・沢口靖子
- 香川・南原清隆
- 和歌山・明石家さんま
- 徳島・ジャンボ尾崎
- 高知・広末涼子
- 愛媛・大江健三郎
- 広島・矢沢永吉
- 山口・菅 直人
- 大分・古手川裕子
- 宮崎・斉藤慶子
- 熊本・内村光良
- 鹿児島・西郷輝彦
- 沖縄・安室奈美恵

凡例：
- 分裂気質
- 循環気質
- てんかん気質

参考資料：宮城音弥, 日本人の性格（朝日新聞社）

③その他の性格類型

A. 執着性格：わが国の下田光造・元鳥取大学学長がうつ病に縁の深い性格として記載したもので，熱中性，徹底的，強い義務責任感，律儀，率直などの特徴がある。これはほぼ同時期にテレンバッハが「メランコリー好発型」として記載したものとほぼ同じである。このタイプはかつて高度経済成長時代に「企業戦士」と呼ばれたサラリーマンの理想像に近い。

B. タイプA・タイプB・タイプC：フリードマンらによって提唱された分類で，冠動脈疾患（心臓病）になりやすい性格（3000人対象の調査でAはBの4－7倍を占めた）としてタイプA（血液型とは全く関係はない）と名づけたもの。競争心・野心が強く，いろいろ多彩な方面に手を出し，常に時間に追いまくられているという特徴がある。これとまるっきり反対なのがタイプBで，これに慢性的な不安と自信のなさを併せもつものをタイプCとした。最近の研究ではこのタイプCはガンの発病に縁が深いという報告がある。

余 談　タイプAの構成要素の中に「敵意性」（英語のhostilityの和訳）があり，日本史上の有名人でこの敵意性がはっきりと高く表れていたのは織田信長であった，という論がある。天下布武の途中であったとはいえ，比叡山焼き討ちに見られるような大量虐殺を敢えてした動機は一向一揆をはじめとした武装仏教徒への激しい敵意だったのであろう。また明治維新という歴史的変革も薩・長二藩の関が原以来の徳川家に対する敵意が動機であるという論にもうなづけるところがある。

前田聡氏による「A 型傾向判別表」によるこの傾向のテストを以下に示す。

今回発病する前の（現在の）状態で該当するところに○印をつけて下さい。

	いつも そうである	しばしば そうである	そんな ことはない
1）忙しい生活ですか？			
2）毎日の生活で時間に追われるような感じがしていますか？			
3）仕事，その他なにか熱中しやすい方ですか？			
4）仕事に熱中すると他のことに気持ちのきりかえができにくい方ですか？			
5）やる以上はかなり徹底的にやらないと気がすまない方ですか？			
6）自分の仕事や行動に自信をもてますか？			
7）緊張しやすいですか？			
8）イライラしたり怒りやすい方ですか？			
9）きちょう面な方ですか？			
10）勝気な方ですか？			
11）気性がはげしいですか？			
12）仕事，その他のことで，他人と競争するという気持ちをもちやすいですか？			

（採点法）「いつも…」は2点，「しばしば…」は1点，「そんな…」は0点として合計点を出す。17点以上はタイプA傾向があると判定する。

2．家族歴・教育生活史

①**家族歴**：同居中の家族の様子である。配偶者，両親，兄弟姉妹（同胞）は何歳で職業についている人はどんな職業かといったことである。これによってその家庭の経済状態が決まる。家族成員の性格が判れば家族の中の関係（家族間力動）が見えてくる。特に家族内部の葛藤が問題のときは重要な要件となる。

②**教育生活史**：学歴，職歴を併せたものである。勿論このことだけで個人の価値を云々することはできず，高学歴がすべてよいとは限らない。本人の希望よりも親の過剰な期待のために不承不承進学させられたケースもあるし，その逆に進学を熱望しながらも家の経済力のために断念させられたケースもあろう。

職歴上頻繁に転職歴があるのは，なにがしか職場に適応しにくい要因があることを示唆している（これまで日本の「常識」ではそうであったが，近年はとくに情報関係の職種では必ずしもそうでなく，却ってそれだけ嘱望される証明となる場合もあるようだ）。あるいはそれだけ自分の特性を知っていて，それを活かした生き方を模索している可能性も否定できない。

8 年頃の子供の叱り方

　小学生の頃であったら，それでも親のいうことを聞くから叱ることもあるのに，中学生になるとまるで相手の図体が大きくなり，腕力では敵わなくなるから，というわけではないだろうが，とたんに叱る親は少なくなる。しかし相手が未成年者ならまだ親の監督責任があることを忘れてはいけない。それをしないから問題が起きるようになる。子供の方でも「叱ってくれる」親を求めている。感情をあらわにしない。「叱る」と「怒る」を混同してはならない。家の評価を下げた，世間体を汚されたといったことへの怒り，突然仕事で忙しいさなかになけなしの時間を都合させられたことへの不満をぶつけるようなことは「叱り」にならない。
　①荒いことばを使うな：感情的になるからことばが荒くなる。
　②まず事情を聞け：親が呼ばれるような事態となれば容易な事態ではない。なぜそのような事態になったのか，冷静に事態をとらえなければならない。事実関係をまず黙って聞くことである。
　③相手の言い分を聞け：事実関係が明らかになったら，なぜそのように行動したのか，その動機や考え方を聞いてみる。無論「言い訳」にしか聞こえないものも出てこようが，一通りは供述させてみる。批判は二の次だ。
　④誤りをその場で正せ：結果として親が呼ばれるような状況を作った経過には必ずどこかに誤りがあるはずだ。そこをその場でただすことだ。後で言っても効果がない。
　⑤くどくど，また繰り返して同じことを言わない：強調しようとするとどうしてもことばの反復をしてしまう。だから発言するにはできるだけ冷静になってことばを選んで言うくらいにしたい。
　⑦時間をできるだけ短くする：長々とやると相手にウンザリした感じを与えるだけ。
　⑥真剣さをよく見せるようにする：問題をいい加減に考えてはいないという態度をしっかり見せることだ。これがないと叱る意味を失う。

9 精神科の受診・入院の意味

　科目を問わず，医療機関を受診することは一般の人にとってそうたやすいことではない。何か重大な宣告──思っても見なかったような病気（最悪の場合はガンなど）を宣告されるのではないか，そうなったらどうしようという不安が先に立つ。検査のための入院といっても仕事のやりくりをどうするか，痛い目を見るのではないか，入院生活の不自由さは，等々心配の種は尽きない。

　ましてや相手が精神科（心療内科だってそう差はない）となれば，いくら受診を勧められても，簡単にウンとは言えない。○○という生涯消えないレッテルを貼られ，いきなり鍵のかかったところに閉じ込められるのではないか，他人から変な目で見られることになりはしないか，といった別の不安が加わる。

　エイズなどという新しい病気とは違って，精神病への偏見は何百年来のもので，いくら精神保健福祉法がその是正を国民の義務とした（102頁参照）ところでそう簡単に是正できるわけがない。

　だが落ち着いて大病院の精神科外来の待合室に行って見れば，そこに順番を待っている人達は決して特殊な人ではない。

　内科や外科と全く変わりはない。奇異な行動をしたり，わあわあわめく人は殆ど見かけないだろう。

　初診の医師に会う。あれこれとこちらから述べることにじっと耳を傾け，ときどきは確認をしながら時間をかけて聞いてくれる。およそ普通の人だったら相手にしてくれそうもないような内容のことでも，十分受け止めてくれる。

　「3時間待って3分診察」という他の科とはここが違う。「話をじっくり聞いてもらっただけでも気が軽くなりました」という患者さんは少なくない。「案ずるより生むが易し」という。あれこれ事実でもないことを勝手に想像して勝手に気に病むことぐらい馬鹿げたことはないのだ。

　余　談　①かつてガン手術の名医だった中山恒明教授が米国では精神科医を友人に持たない実業家には銀行が金を貸さないほど，精神科医は米国では身近か

な存在だと話された。かなり以前の話だが，国柄の違いとはいえ，未だにそうなっていないことが残念だ。

　②歯科医を歯医者，眼科医を目医者と呼ぶなら精神科医は何と呼ばれるのか？精神科医である作家加賀乙彦氏は「頭医者事始」を書き，精神科クリニックを早くから始めた浜田晋氏は「こころ医者」と自称した。先輩たちにならって，私は「生き方医者」と称したいと考える。

　精神科で入院の必要があるという場合は，その入院形態（102頁）によってその理由が異なる。重複を承知で各入院形態を概説すると：
❶任意入院：入院をする本人が入院に同意するという形の入院。当然本人の側に入院するに足る理由があるわけだから問題ない。
❷措置入院：都道府県知事の命令による入院だが，大体何か刑法等に触れる行為があった場合のことが多い。
❸医療保護入院：保護者（親，配偶者等）の同意で行う入院。
❹応急入院：❷に準ずる場合で，精神保健福祉法指定医師の判断による。
　❷—❹について，いずれも本人の同意がなくても入院できるところから，人権の侵害が起こらないように「歯止め」が用意されている。これら入院について不服がある場合は最寄の精神医療審査会に直通電話で異議申し立てができる。その電話番号等は病棟内に掲示されることが決められている。
　外来治療と違って入院治療では薬物も十分な量が使え，副作用等が起こってもすぐ対応できること，それに何より「休む」ことが確保できる点が大きい（うつ病治療の第一原則は「休養」であるが，自宅ではその休養が確保できないことも大いにあり得る。例えばその家の主婦が患者であった場合を考えてみたらよい）。また家庭内でのトラブルが原因である場合，入院させることで当事者を引き離し，平静化させるというメリットもある。
　また入院中は日課が決められていて，生活にリズムをつけ，メリハリのきいた生活を送れるようになっていることも外来治療ではできないことである。
　このように精神科への入院は決して「社会的隔離」ではなく，むしろ社会復帰能力を高め，それに向けての準備行動をとる場ともなるのであり，その実態を十分認識する必要がある。

10 サラリーマンの生き方

　私が「職場のメンタルヘルス」の問題に関係するようになって，もう30年以上になる。その間職場も変わってきたが，働く人も変化してきたという感じが強い。30年前はまだ高度成長経済の真っ只中で，モーレツ・サラリーマンがその頃の理想像のようであった。そうした企業戦士たちの中から結構うつ病の患者さんも出た。いわばうつ病は「マジメ人間の勲章」などといわれた時代でもあった。また新入社員からは「5月病」が出た。期待と希望をもって入社してきた新人たちが，ちょうど5月のゴールデンウィークを過ぎたころになって何となく元気がなくなり，意欲を欠く状態になることをそう呼んだ。

　今はそんなモーレツ・サラリーマンの姿はどこを探しても見られない。未曾有の不景気の中でリストラに怯え，あるいはそれに追い込まれているサラリーマンしかいない。5月病などは伝説と化し，入社していくらも経たないのにさっさと退職してフリーターとやらになってしまう若い人しかいない。

　永年続いてきた終身雇用・年功序列が崩壊してしまったという変化が，サラリーマン社会を一変させてしまったようである。一旦入社しても，生涯その会社に勤めるかどうかは不透明となった。昔のように「いい学校への進学＝いい会社への就職＝いい社会的地位」という図式があてはまらなくなったし，自分の父親たちのそうした「行く末」をまざまざと見せ付けられた若い層が，フリーターへと逃げ込むようになるのも無理からぬ点がある。

　余談　こんな小噺がある。木陰で昼寝をしていた若者がいた。通りかかった年配者が声を掛けた。「若いのに働いたらどうなのか」若者は聞いた「働くとどうなります？」
　　年配者「収入が入るだろう」
　　若者「収入が入るとどうなります？」
　　年配者「楽ができるだろう」
　　若者「僕は今でも楽なんですが…」
　　年配者「……？／」

10. サラリーマンの生き方

　「サラリーマンは気楽な稼業ときたもんだ」という植木等の, あの歌の文句はどこへやら, まさに大受難時代の到来である。生涯一会社に勤めないとすれば, いつ転職をするのがよいのか, どんな転職先がよいのか, それまでに何をしておけばよいのか……まだそのことに十分なマニュアルはできていない。いや, 多分今後もそんなマニュアルはできてこないだろう。マニュアルなしに自分で模索していかなくてはならない。他ならぬ自分のことなのだし, これからはそういう時代だからだ。

　これからは自分の意思というものが問われる時代のようだ。何をやりたいのか, どういうふうになりたいのか, そこがはっきりしない限り, 先には進めない。誰も教えてくれない。いろいろにやっている人は周辺にいるだろうけれど, 人は人, 我は我であってそっくり真似をして通れるものではない。

　資格を取ることは一つの実績にはなるだろうが, それとてどんな仕事をしたいのかという基本線があって初めて意味をもつ。フリーターをやることも然りで,「仕方ないから」などという考えからは何も生まれようがない。

　自分をきっちりとつかみ, それを売り込むこと, それがこれからのサラリーマンに要求されることのようだ。過小でも過大でもない, 客観性をもった自分の評価によって正面から勝負できるように, 常日ごろからそういう意味での鍛え方をしておかなければならない。そういうセールスポイントを持てるように, 普段から当面の仕事の中で, あるいはその片手間に, あるいは余暇に努力していく人だけに道は開けるといってもよいだろう。

　最近職場で相談を受ける事例には, これまでのサラリーマン社会のぬるま湯にドップリつかったまま, そうした努力を欠いているために新しい時代の読みができないことからきたと思われる事例が少なくない。先ほどのことは遠い未来のことでなく, すぐそこまでやってきている近未来のことなのである。

　今後は名刺の肩書などはあまり問題にされなくなるだろう。そんなもので驚くような相手だったら, 多分仕事上今後役立つ存在にはならないだろう。肩書きなど書かなくても, 仕事をやらせてみればその重みは自然と現れる。それが正当に評価できない相手はたいした存在ではない。社名・肩書ぬきの名刺で勝負できる人が本当のサラリーマンであり, それなりの給料をもらうに値する存在なのである。

11　回復者への接し方

　精神疾患の回復者を職場に復帰させるにあたって,「どう接したらよいか」という相談を受けることが多い。ふだんこうした人と接する機会がほとんどない人にとっては,たしかに「初体験」であろうから無理もないが,そんなにむずかしいことではない。

　1)「ごく普通の人」として接すること:「こころを病んでいる人だから,まわりで気を遣わないとまた病気が悪くなるだろう」と考えがちだが,もちろん不必要に冷たくあたることは禁物としても,あまりに気を廻し過ぎてまるでハレモノにさわるような接し方はよくない。これでは遠巻きにされているようなもので,却って差別されている感じを与えてしまう。もし規則違反があったら,他の社員同様に注意を与えてよい。特別扱いの必要はない。

　2) 薬について誤解しないこと:回復者は復職してからでも再発防止のため長期に亘って服薬しなければならない。それを「服薬しているうちは病気が治っていない」と考えたり,「そんな薬は長く服用すべきではない」などと内容や意義も知らないくせに本人に入れ知恵することは絶対に避けるべきである。服用時に「何の薬か？」と聞くのも感心しない。そのために服用を控えてしまって再発するケースもよくある。

　3)「病みあがり」という点に配慮する:これが交通事故で骨折をし,何月も療養を要した場合でも,長期に仕事を離れていたらすぐには仕事のカンは戻らないだろう。それと同様に精神疾患の場合も,復職したからといってもすぐに仕事をバリバリこなす,というわけにはいかない。多少仕事のペースが落ちる場合があるが,そこは「病みあがり」だからと大目にみてあげるようにしたい。

　余　談　今でもそんな職場があるのだが,「病みあがり」に配慮して時間短縮勤務をさせられないかという相談を持ち掛けると,「そんな中途半端は困る。出勤させるなら『完全に』なおってからにしてほしい」と言われる。そのことも判らなくはないが,こころの病気は骨折と違って日数をかければ確実によくなるというものではない。むしろ仕事から遠ざかるほど仕事のカンは戻りにくくなる。「慣らし期間」が是非ほしいのだが…。

12 自殺とその予防

「生き方」を語る中で，自殺の問題は避けて通れない問題のようである。自殺の定義は諸説あるが，要するに自分で自分の人生に決着をつけてしまう行動である。これによる死者の数は警視庁の統計では，交通事故死者の2倍（年間約2万人強，最近は3万の大台を突破している）にあたるという。交通事故の方には「交通戦争」ということばもあるが，自殺の方はいったい何戦争と呼んだらよいのだろう？

高橋祥友氏はその著書「自殺の危険」の中で危険因子として次の10項目を挙げている。（　）内は私の註。

① 自殺企図歴（生き残りの1割は将来再企図するという）
② 精神疾患（疾患以外に人格障害も）
③ 援助組織の欠如（未婚・離婚・離別・死別者＞既婚者）
④ 性別（既遂：男＞女，未遂：女＞男）
⑤ 年齢（年齢上昇＝自殺率上昇）
⑥ 喪失体験（財産，地位，近親者の喪失，身体疾患，訴訟敗訴）
⑦ 性格（未熟，依存的，衝動的，強迫的，病的完全主義，孤立など）
⑧ 自殺の家族歴（近親者に自殺者がいる）
⑨ 事故傾性（事故の繰り返し，予防手段欠如，医学的助言の無視）
⑩ 児童虐待（性的，肉体的虐待，崩壊家庭）

10の項目のうち，いくつかはいわゆる常識的に推察できるものもある（とくに②，③，⑥など）。しかし事例全部の半数が精神疾患よりも，むしろ経過の長い身体疾患による（いわゆる「病気を苦にして」）ことは想像を越えたことであるかも知れない。この場合の「喪失」は自分の健康である。ただこれも経過の思わしくない身体疾患のために，うつ状態となっての結果とみるのが正しいであろう。

⑨の事故傾性とは，自殺の前に往々にして「自爆」的な行動が見られ，結果的にそれが事故という形になることをいう。そういう事故だから予防手段が取られることはない。また慢性の病気があることから，さまざまに医学的な助言が与えられても敢えて無視する。日常会話でいう「自殺行為」がまさ

に現実化しているのである。

⑩については世紀末のころから増加をみてきたもので，いわゆる「いじめ」に関係したものである。いじめを苦にして中学生が自殺して，それがその後に「群発自殺」（高橋氏）と呼んでもよいくらいに多くの自殺を呼びこんだのは86年であった。以来教育の現場での実効性のある対策の必要性が叫ばれたが，それからかれこれ20年が経過した今日，学校カウンセラーが配置されるようになったことが目立った変わりようである以外，まだはっきりした結果は出てきていない。

誤った選択：どんな動機からにせよ，自殺志願者は問題の合理的な解決方法を思いつけず，信頼性のある相談相手が見つからぬまま苦悩し，無力で孤独な自分を再認識して深い絶望の淵に立つ。そして破壊的な力がなお残っていればそこで一挙に実行へと傾いていく。「そうするしかない」という，「病んだ」選択の結果である。まさにこの点で「精神健康とは正しく選びとること」ということの意味が生きてくる。

余　談　先に述べた「群発自殺」という現象はある部分「報道公害」的なところをもっている。明治末期に日光華厳の滝に投身した一高生の事件は，この時代で既に200人からの「後続部隊」を作りだした。一面，報道されたことによって，そのような決着のつけ方があったのだということを思い出させてしまうのである。少なくとも今後学校教育では，いのちの大切さを強調する中で，自殺が賛美されるようなことは一切排除されるべきであろう。

自殺と混同されやすいのが wrist cutting（手首切り）で，これはたしかに自殺の手段としても用いられるが，その目的以外に単に衝動性を満足させるだけの理由で行なわれる場合があり，最近このような例が増加している印象をもっている。これは神経性大食症（いわゆる過食症）のときに胃袋一杯ものを詰め込んで吐く（自己誘発性嘔吐）のと同じくらいの快感を伴うものらしいが，妙な「嗜癖」であり，勿論健康的なものではない。おまけにこのような例での少なからぬ数の例が，こうした行為を自分からやめようとしない。友人等の付添いで受診しながらも，「自分からやめようと思わない」と広言してはばからないのである。このような例にインフォームド・コンセントをとりつけるのは至難のわざという他ない。

13 不安の処理に問題のある人々

　経済学者のガルブレイスがいったとされる有名なことばに「今日ほど不安な時代はない」というのがあるが，これは多分どんな時代にでもあてはまる真理であろう。石器時代には食料や住居の確保への不安があった。それらがほぼ解決されている今日にはまた別の不安がある，といった具合にキリがない。

　この不安という感情は少なくとも痴呆が進行して現実の認識が薄れてしまうまでは誰にでもつきまとうものである。ただ健康な人はその「ゴマカシ方」がうまいだけのことに過ぎない。

　余　談　その巧みな不安の解消法は以下のようなものである。

　1）先送り：不安のもとになっていることは今まさに起ころうとしているのではなく，起こったとしてもそれはしばらく先のことだから今すぐ心配することはない，として先送りする。例えば人間は100％死ぬことは確実なのだが，それは当分先のことと考えることにする。

　2）安心妄想群：妄想とは「根拠が不確実なのに確信をもち，訂正不能な概念」という定義があるのだが，その定義からいえば「自分に健康問題などありっこない」などといって定期健康診断を拒否するのは「健康妄想」に他ならず，「自分に限って自動車事故など起こりっこない」は「無事故妄想」，「自分にはツキがある」は「幸運妄想」，ある可能性が○○％というときに自分に不利な方を否定するのは「例外妄想」というべきであろう。但しここに命名した用語はすべて私の「独断と偏見の産物」である。

　ところが世の中には内面にかなり強い不安をもった人がいて，それをいつまでも緩和することができずに何らかの形でこれを処理しようとするが，どうかするとその処理方法が適切でない形になることがある。そして内面とは違う方向の態度をとったりして，その態度によっていろいろな場で「嫌な人物」となりやすい。

　①神経質：不安をストレートに表に出す。その意味ではまことに正直な存在であらゆることに敏感である。説得してもまた別の不安材料を見つけてき

て，キリがない。はたから見れば「うるさい」存在である。

　対処法⇒理屈で説明しても逆効果のことが多い。不安をもっていることを認め（嘘でないと認めることが大事）て，同情の意を表すに留める。但し同情するにあたって，そういう人は珍しくないといいたいために他の○○さん（もちろん名前は出さない）や自身の不安の経験を例とするのは殆ど役に立たないことは憶えておくとよい。自分以外の人の不安には興味を示さないのが神経質な人の通例である。

　②不安を抑圧しているタイプのさまざま
　人は内面と違う態度を見せることが多い。これは多くの場合自分の弱点を見すかされないようにするためで，大きな不安を内在させている人はそれを抑圧している。それにはさまざまなタイプがある。

　A．完全主義の同居：何かにつけて確認をしないと気がすまない。このため意思決定に時間がかかる。非常に詳細にわたる手順なども複雑にしてしまい，それを守るよう他人に要求する。完全でないために起こることへの不安を防ぐためにそうしているのである。

　対処法⇒そのペースに巻き込まれると作業の進行に手間取るので，そのことを見越して早めの時間から説明や要請・指示を行うようにする。

　B．劣等感の同居：痛烈な皮肉をいう。他人の成功に必ずケチをつけたがる。執拗に人前で恥をかかせるリベンジにこだわりやすい。

　C．自信のなさの同居：やり込められて面目を失うことを極度に恐れる。そのために「理論武装」をし，博識ぶりを披瀝する。また何かにつけて社会的地位や育ちなどをひけらかしていばったりもする。

　D．目立ちたがり屋の同居：とにかく自分が目立つことへの関心が強く，そのためなら嘘をつくことも敢えてする。女性ではかなり色っぽい態度を示したりすることもある。

　E．「面従腹背」型：決して他人に逆らうことはしないが，自分の考えと違うことには手を抜いたり，わざと時間をかけたりするような，やや陰湿な形での抵抗をする。命令されることが嫌いなので，上司から見て「始末の悪い」相手になりやすい。

　対処法⇒以上の四つに共通していることは「何とか自分という存在に注目してほしい」という念願である。従って「適度に」その存在を認めてやる態

度を表明することが適切である。無視することは禁物である。

F. 妄想で解釈しようとする人：「妄想」とは「余談」の定義にあるようなものであるが，これは実は妄想という，自分にとって愉快な内容ではないにもかかわらず，放置して不安なままにいるよりはよいという選択をした結果なのである。何でもないことがこういう人にとっては決して「何でもなく」はない。そこに他人の悪意が存在するのである。何か自分に対する悪口，非難，中傷，排除が行われていると常に解釈する。

対処法⇒こういう人への挨拶は決してあいまいにしてはならない。そうしないと何か画策している張本人にされる可能性がある。対応を面倒がって避ける態度をあからさまにするのもよくない。またよほど確とした根拠（例えば規則，法規など）をもたないまま議論しないことも大事である。

G. 逃げ好き：ここぞ，という大事な場面でも決して自分で判断を下さず，もっぱら他人をあてにする。自分の劣った判断力で悪い結果を招くことになるのがこわいのである。

H. よっかかり好き：なにごとにつけ，他人をあてにする。F. と共通する点が多いが，相手が人間とは限らない。アルコール・薬物もその「よりかかり」の対象になる。大きな不安をそうした存在で支えなければいられない心情がある。

対処法⇒どちらも「自分」がない。従って自信がない。他人から見捨てられることを恐れる。代わって仕切ってやったりする方がことは早いが，それでは改善しない。できるだけ本人の意思を表明させ，それを尊重する方向に導くようにする。ちょっとした集まりにも声をかけるような気づかいを必要とする。

なお，以上のパターンの各特徴が更に強められたものがいわゆる人格障害で，これは 79 頁に記した。

嫌いな人物とのつきあい：「嫌いな人とどうつきあったらよいか？」という相談をよく受ける。本来ならつきあわないのが一番よいのだが，例えば相手が職場の同僚だとか，隣人だとか，お得意さん，医療者なら入院中の患者さん，といったようにつきあいを避けることができない関係の場合，そうはいっていられない。それが結果として大きなストレスとなる。

人間は「二面性」がある。本来なら相容れないはずの二つの面を同時に併

せ持つということもあるが、そのことではなく、ある一面であっても外から評価する場合のことである。例えば「あの人はグズだ」という批評がある。これはその人についてのマイナス評価である。行動が遅い、判断に時間がかかるなどの面を見て、それによって好ましくない影響を蒙った側からは、たしかにそう言いたいであろう。

　しかしこれを別の角度から見て評すれば、同じ人ながら「慎重」という評もまた当っていることになる。他の表現なら「おとなしい」ということにもなる。もしこういう人が一つの組織の中にいるとすれば、このように「プラス思考」的にとらえれば、評価も変わり、組織の健全さも保たれることになる。上のA.からH.までのタイプについても次のように考えることができる。

　A⇒危機管理という側面から見れば、このタイプの人の意見は貴重になる。そもそも「危機」というのはどういう形で襲ってくるかわからないものであり、もしそのシュミレーションができるとするならば、それに対するあらゆる対策を用意しておくに越したことはない。そのような場では力強い存在になる。

　B－E⇒いずれもそれなりの考えがあり、その受け容れを求めているのであるから表明の機会を与えてやるのが正解であろう。少数意見に聞く耳をもつことが大事である。そうしないと必ず組織の中に解消しにくいひずみができる。

　G・H⇒B－Eの逆に自己主張ができにくい人なので、それを引き出すような努力をまわりが払っていくことである。一つには本人に解決できそうな課題を与えて、できるだけそれを評価してやる場を作るとよい。

偏りの強い性格

　性格は水のようなものである。近頃はあちこちで「名水」と称する商品水が売られているが、この水の味は中に含まれている不純物による。人もその人の味というものがあるが、これは性格の偏りによる。水の不純物が多くなれば飲用に適さなくなるのと同様、性格も偏りが強くなるといろいろ問題が起こる。とくに対人関係のトラブルが絶えなくなる。

　シュナイダーはこうした偏りの強い性格を「精神病質（Psychopathie)」と名付け，いくつかのパターンを示した。現在わが国ではこの用語は法律用語には残っているが，学術用語としては認められていない。これにほぼ近い存在として「人格障害（Personality disorders）」という概念がある。

　アメリカ精神医学会（APA）が定めた「診断と統計のためのマニュアル」第4次改定版（DSM-Ⅳ）ではこれを次の11通りに分類している。
（A群）1．妄想性障害：邪推しやすい，対人不信，侮辱に敏感
　　　　2．分裂病質：他人の感情への無関心，交際範囲の狭さ，孤立
　　　　3．分裂病型：オカルト的思考，極端な社会不安，孤立
（B群）4．反社会性：生来的規則破り，義務・持続性の欠如
　　　　5．境界性：衝動性，感情易変，孤独への異常な嫌悪，自傷行為
　　　　6．演技性：過度の演技性，虚栄的，自己中心的，強烈な行動
　　　　7．自己愛性：自己の業績・才能の誇張，権力や才気への憧憬
（C群）8．回避性：無条件の許容の要求，非難への恐怖，低い自尊心
　　　　9．依存性：独立機能一切の回避，自己卑下，自信欠乏
　　　　10．強迫性：形式的，自己流の強要，完全主義，仕事への献身
　　　　11．特定不能型：以上に特定されないか，他の分類のもの

　前の項で述べた「不安の処理に問題のある人々」を，その程度を強めた存在と考えてよい。最近とくに問題になるのは5．の境界線型で，「ヨリドコロ」の未確立から形成されていく。

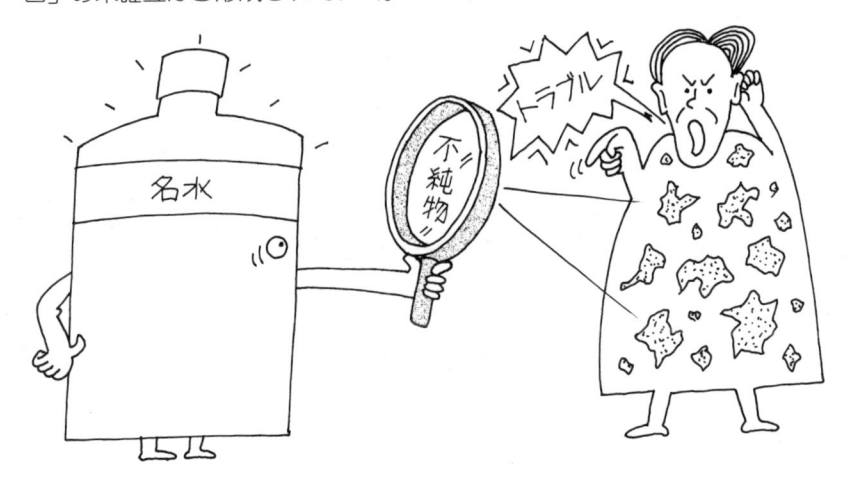

14 痴呆の評価と問題点

1．簡単な目安として次のような項目についてチェックしてみる。

項　目	軽　度	中程度	高　度
古い記憶	保たれている	怪しくなる	ほとんどない
人物の見当識	保たれている	不正確になる	わからない
身の回り	始末できる	ときに失禁	常時失禁

2．周囲が困る問題点
①不潔行為：高度になると糞便をいじったりする。
②夜家族を起こす：「夜間せん妄」（5頁参照）によることが多い。
③昼夜リズムの乱れがあり，薬物治療が可能。
④大声をあげる：興奮しやすいため，また聴力低下による。
⑤徘徊，外出して迷う：見当識障害による。迷子札や発信器の着用も効果的。

3．性格の尖鋭化
　元来性格は生涯を通じて変化するものではないが，老化によって理性的な抑制力が低下して，いわば「地金が現れる」形で本能的なものがむき出しになる。例えば慎重な人は疑い深くなり，時として妄想（とくに「ものとられ妄想」）的になる，鷹揚だった人はだらしなくなる，冷静な人は皮肉屋になるなど。

　　余　談　これは実話であるが，ある煙草屋でよく店番をしている高齢の女性がいた。住んで何十年，近所の人とも顔なじみで下町ということもあって，微笑しながらする会釈に好感をもたれていた。しかしある時期から月末に経営者の若夫婦が収支を調べると，どうも計算が合わないのである。実は「犯人」はこの店番の女性だった。近所の人に愛想よく会釈はするが，本当はそれが誰であるのか判っていなかった。暗算力の低下で釣銭の間違いを頻繁にした結果であった。受診時にはかなり痴呆が進んでいた。愛想のよさはときどきこんな形になりやすい。

15 介護はプロに力を借りる

　老親の介護問題が中高年者に重くのしかかっている。本文の茂雄さん一家のように中途からの同居であれ，初めから二世帯同居でスタートした場合であれ，負担は変わらない。とくにまだ「長男が面倒を見るのが当然」という考え方が優勢の上，それがほとんど「長男の嫁」の責任にされてしまう状況にある。

　しかし介護には全く休日はなく，その点では子育てに似ているとはいうものの，子育ての方は時間を追って手が離れていくのに対し，介護の方は逆に時間を追って手がかかるようになるものである。担当させられる「長男の嫁」にとっては決して楽なことではない。その苦労をいやす手段がないと報われない。

　介護に関しては子どもの間での負担が不公平にならないように，よく話し合いをしておくことと，介護についての方針について見解の統一を図っておくことが大事である。こうしないと必ず「抜けがけ」的にやってきては「1日親孝行」をやらかし，甘えさせて直接介護に当たっている人への評価を低めるようなことになってしまう。

　今日では介護保険のスタートにより，さまざまなサービスを受けられるようになった。これらのサービスの内容をよく知り，被介護者の現状に合ったサービスを受けられるようにすることが，この「長期戦」を乗り切る有効な方法であることを知るべきである。サービスを受けることは「介護の放棄」でもなければ「他人の施しを受ける」ことでもない。

　相談窓口はいろいろある。かかりつけの医師や病院の医療相談室（医療ケースワーカーがいて相談を受ける），福祉事務所や保健所，近頃は町の薬局や民生委員も「在宅介護相談協力員」として相談に応ずるようになっている。かかりつけの医師は介護認定審査のための診断書を書いてもらえることも大きな利点であるから，普段からかかりつけの医師を決めておくことが望ましい。

16　回想法というアプローチ

　回想法は米国のバトラーによって提唱された高齢者対象の一心理療法である。人は歳を重ねてくると，つい思い出話を語ることが多くなる。これはそれだけ未来に期待がもてなくなった証拠とされ，そのように昔を思い出すことに対しては否定的な見解が多かった。それに対してバトラーはその思い出話の肯定的な面を整理しなおし，むしろそれを利用して自己肯定的な考えを引き出していこうと考えたのだった。

　Any dog has his day. ということわざが英語にある。「誰にも得意顔の日がある」とでも訳そうか。いわゆる市井の，名もなき庶民にもそれなりにささやかな，忘れられない時がある。それは生涯忘れることのできない一時であったにちがいない。それを改めて堀りおこすことで，それまでの人生を肯定する。それが回想法のねらいである。

　わが国でもこの方法は痴呆性疾患をもつ患者さんを対象として，普通5－6人のグループで行なわれる。ときにはそこにお手玉のような，昔を思い出すよすがとなるものが用意されることもある。

　年配の人とのコミュニケーションのてだてとして，この回想法はかなり有効といえるが，これを受け止める側には，学校での歴史教育の中では，あっという間に通り過ぎてしまう現代史の知識がそれなりに要る。

　またそこで出された話を記録しておけば，それは立派な「稗史（はいし，公式な歴史＝正史の反対語）」としていわば「話のオタカラ」になる場合があり得る。後年の歴史研究家にとって貴重な資料になるかもしれないのだ。

　余談　初代の天皇（神武天皇）が即位して2600年目になるというので，その祝賀行事が行なわれたのは1940年（昭和15年）であった。それがこの年の「正史」だが，この頃の流行語に「アノネオッサン，ワシャカナワンヨ」というのがあった。高瀬実という俳優が映画で連発して有名になったのだが，朝礼で校長が真面目な訓話をしているときに級友がこの真似をするので笑いをこらえるのに苦しい思いをしたものだった。そういう話がまさに「稗史」なのである。

16. 回想法というアプローチ

60歳以上の人の軌跡

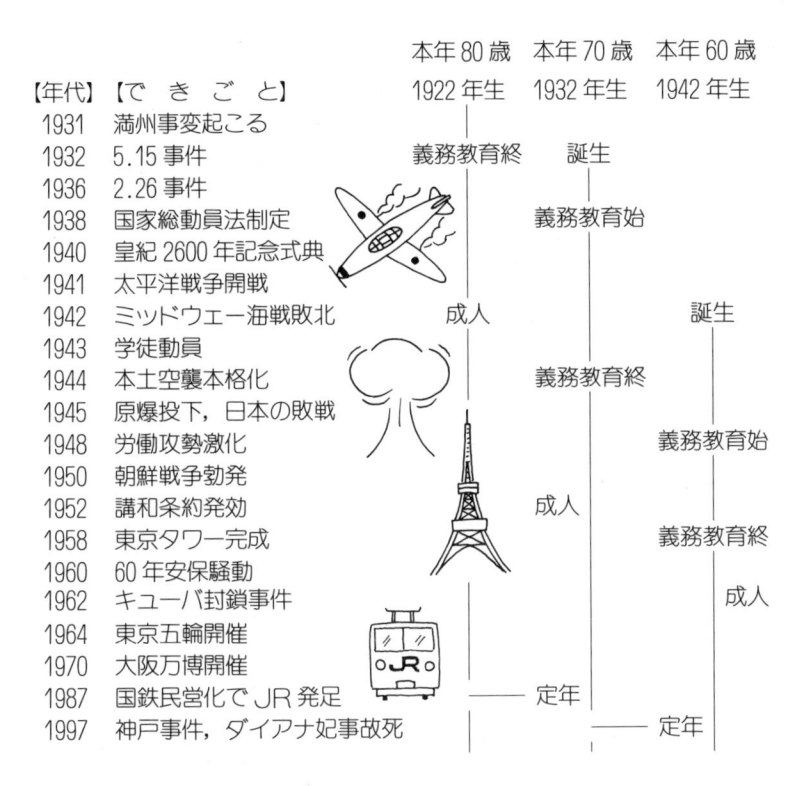

		本年80歳 1922年生	本年70歳 1932年生	本年60歳 1942年生
【年代】	【できごと】			
1931	満州事変起こる			
1932	5.15事件	義務教育終	誕生	
1936	2.26事件			
1938	国家総動員法制定		義務教育始	
1940	皇紀2600年記念式典			
1941	太平洋戦争開戦			
1942	ミッドウェー海戦敗北	成人		誕生
1943	学徒動員			
1944	本土空襲本格化		義務教育終	
1945	原爆投下，日本の敗戦			
1948	労働攻勢激化			義務教育始
1950	朝鮮戦争勃発			
1952	講和条約発効		成人	
1958	東京タワー完成			義務教育終
1960	60年安保騒動			
1962	キューバ封鎖事件			成人
1964	東京五輪開催			
1970	大阪万博開催			
1987	国鉄民営化でJR発足		定年	
1997	神戸事件，ダイアナ妃事故死			定年

　上の表の範囲のできごとは高校の日本史ではあっと云う間に過ぎてしまう部分だろう。縄文式だの弥生式だのに比べて，何という冷遇ぶりかと思うのだが，表にある年代の人にとっては到底忘れられない時代である。1940年代の太平洋戦争の下で兵士として従軍した人（70歳以上）は勿論，国内に残っていた人も戦争末期には激しい空爆に晒され，明日の命もおぼつかない状態で日を暮らし，戦争が終わっても食料難に悩まされ続けてきた。そんな中を生き延びていくのは，今日では想像もできないほど大変な苦労だったのである。今日でもひょいと話題を向ければ今朝朝食を取ったかどうかの記憶も怪しい人さえもが鮮やかにその時代のことを語ってくれる。この語り継ぎを大事にしたいものである。

17 生き方とQOL

　QOL（Quality Of Life＝生活の質）ということばも最近よく聞かれるようになった。Lifeを生命と訳すのが正しいという主張もある。病気にかかり，療養を余儀なくされる，あるいは回復の難しい障害がある状態で，物理的，心理的な意味でできるだけ制限を少なくしようという考え方である。また，ある病気の状態で，そこに治療法としていくつか複数の方法があったとき，できるだけ痛みや苦痛が少ない方法を選ぶということでもある。

　考えてみればこれは本来当然のことで，患者さんという立場になったからといって人間としての価値を下げたわけではなく，また人間としての尊厳を奪われてよいわけはない。現時点での最大限の医療が施された結果の下で，できるだけ快適に生活できる権利がようやく社会的に認められたのである。

　回復の可能性が大きい状態でなら，それほど難しいことでない場合もあるが，これが回復の可能性が低い —— 例えば末期のガンという場合にはいろいろ難しい問題が出てくる。病名を告げるかどうか —— 病名告知の問題がすぐ出てくる。

　この問題は次の項で述べるが，告知が原則のようにいわれるようになってもなお家族が告知をためらうケースは少なくない。告知が果たして即QOLの向上に役立つかどうかは断言できない。下手な告知が家族の懸念するように本人に「死刑」を宣告する結果になる場合だってあるのである。

　ガンの場合には「末期性疼痛」と呼ばれる耐えがたい痛みが待っている。これを鎮めるのにモルヒネを使うことが容認されるようになり，さらにこれを含むターミナル・ケアの展開や，ホスピスの建設が進んだことなどにより，QOLの向上は一段と促進された。このことは大きな進歩とみるべきであろう。

病名告知

　昔ある高僧がガンになり，うすうすそれと感じて主治医に告知を求めた。かなり修行を積んだ高僧であり，自分でもそういうので主治医ははっきりと告知した。ところがこの高僧はそれから間もなく死亡した，というエピソー

ドが伝えられ，修行を積んだ高僧ですらこのような結果になるのだから…とガンの告知が全くのタブーであった時代があった。事実私も学生時代にこのエピソードを聞かされた記憶がある。

それが告知をする方向になってきたのは，一つの理由としてこの後で述べるインフォームド・コンセント（IC）の関係もある。さらには最近の技術の進歩でガンといえども「不治の病」ではなくなってきた，ということもあろう。また最近は告知後の許された時間を，人生の結末として悔いの残らないように過ごしたいからと告知を希望する人が増えてきたということもある。

告知の方法

ガンの場合だけでなく，精神疾患や痴呆性疾患などでも問題になる場合があるが，ここではガンを中心に考えていくことにしたい。告知についてはいくつかの条件とタイミングがあることは十分考えておかなければならない。

① 誰に？：本人に対して行なうのが本来の告知であるが，その場合，
　a．本人に十分告知希望の意思が認められること
　b．信仰や信念によって精神的，性格的に安定していること
　c．近親者等でガンの告知を受けた人がおり，その経過を知っていること

などの条件が満たされることが必要であろう。それに家族側の意見の一致，医療側の見解の統一も当然必要である。

もし本人に，でない場合はどうするか？　これは従来どおりウソをつきとおすことになる。それによって生ずる疑惑・不信は家族だけでなく，医療者側も巻き込んだ大きなストレスになることだろう。この点はいろいろなケースがあり，その個別性をよくわきまえて対処する他ない。

② どこで？：大部屋の病室で同室者のいるところで行なうわけにいかないのは当然で，別室で関係者がそろったところで行なわれるべきであろう。

③ いつ？　どのように？：これはタイミングの問題であるが，早期であることがその後の経過をうまく運ぶ。しかし末期になってから，ということになると（これがケースとしては最も多い）本人はそれまで周辺からのさまざまな情報，他の入院患者さんからの情報や，服用中の薬，検査の種類などからの情報で疑惑と不安に苦しめられながら，なお一縷の

希望をもってきたのである。そこで告知が行われるとなるとこれは「宣告」になってしまうおそれがあり，一気に絶望の淵へたたきおとすことになりかねない。

方法に関しては長期療養が必要な状態→腫瘍（「悪性」とはいわない）→悪性腫瘍の疑いがある→悪性の腫瘍→状況はよくないというふうに段階的に進めることが衝撃を和らげることになろう。

告知への反応

告知を受けた患者さんがどのような反応を示すかについて，米国の女流精神科医・キュブラー・ロスはその著書「死の瞬間」で次のような5段階を示した。

①**否認の段階**：まず大抵の場合，告知を受けて発することばは若い女性でなくても，「ウッソォー」だろう。そんなはずはないのである。他人ならいざ知らず，他ならぬこの自分が…，何でまたそんな運命に…という思いであろう。何かのまちがいだ，他人の検査結果が入れ替わったのではないか？などという，まずあり得ないことにまで思いをいたしてしまう。

②**怒りの段階**：その現実を否定できる材料が見つからないとわかると，次に来るのが怒りの段階である。何でそんなことになってしまったのか，それが誰のせいでもないとは頭では判っているのだが，どうにもできないやりきれなさが手近かな人にそれをぶつけてしまう。家族はもちろんのこと，看護者もターゲットになる。ささいなことに難癖をつけたり，折角の好意にもそっぽを向き，素直に受けなかったりする。事情がわからない人はこのような攻撃的態度に驚いてしまう。タイプＣ（64頁参照）の人だとこの怒りもぐっとかみ殺すことだろうが，さすがにそれが自律神経系を乱してそれまでにみられなかった症状をみせることもある。

③**取引の段階**：神様の加護を願って慈善団体に寄付を申し出るような段階である。何かそういう善行をすることで死の恐怖を和らげようという考えになる。一方忽然とあることにエネルギーを注ぐ（躁的防衛）こともみられるようになる。

④**抑うつの段階**：何をやってももう何の役にも立たない，となると深い絶望がやってくる。「病気を苦に」しての自殺もこの段階で起き易い。

⑤**受容の段階**：もう運命を受け入れざるを得ない段階であるが，ここまで

来ると余命いくばくもなく，意識も失われている場合が少なくない。この段階をどのように迎えられるかが「幕引き」を決めることになる。

インフォームド・コンセント（IC）

「説明と同意」と和訳されているが，そもそもは第2次大戦中ナチスが行なったユダヤ人への人体実験の反省から，これを禁止するニュルンベルグ綱領（1948）が生まれ，人間を対象とした実験には被験者の同意を要するというヘルシンキ宣言（1964）となった。それが米国で患者さんの権利を保障する宣言（患者の権利章典に関する宣言＝米国病院協会）として医療の現場に持ち込まれ，ICという用語もこの中で使われた。わが国では90年に日本医師会生命倫理懇談会が「『説明と同意』についての報告」を出した。こうした流れの中で次第に定着化を見せてきた「法理」なのである。

これまでの医療は医療者に決定権があり，医療者は弱者である患者さんの立場に十分考慮を払うという「パターナリズム」（父権主義）であったのに対し，この法理は医療者と患者さんを同等の立場とし，医療行為の実施に当たっては十分な説明を行い，患者さんの同意を得て行なうものとしている。

ただ問題として，専門家である医療者と素人でしかない患者さんとでは専門知識の点で大きな差があること，また判断能力が十分でない子供や痴呆の認められる高年者や精神障害者の場合の問題をどうするか，という点が残る。前者については医療者が患者さんにわかりやすい情報を十分に提供することと，患者さんの側もそれなりに勉強をすること，後者については判断能力の有無を十分に吟味した上で，代理者をどう選定（代諾）するかということについての確とした定めが必要になってこよう。

セカンド・オピニオン

ICを行う上で，患者さんが自主的に判断を下すうえでの参考として，他の医師の意見を聴くことをいう。これまでも患者さんや家族が担当医に直接質問するのを避けるために，担当医に内緒で他の医師を受診する例がかなりあったが，これが認められたことになる。これがもっと尊重されるためには健康保険等でセカンド・オピニオンが求められた医師に点数が与えられるような制度的配慮が必要と思われる。

18　死生観の移り変わり

　死んだあとはどうなるかという疑問への答えである。このことへの最初の答えは古事記の記述であろう。イザナミは火の神を生んだために死んで黄泉（よみ）の国に行った。夫のイザナギは後を追って行ったが，醜く変わったイザナミの姿に驚いて逃げ出した。イザナミが追ってくるので道を塞いで逃げ切った，というくだりである。死はケガレであるという考え方の原点であろう。

　中世には源信（942-1017）が「往生要集」を書き，善行をはたらいた者は極楽往生を遂げられるが，悪行をはたらいた者は地獄に落ちると説いた。この考えに基づいて画かれた地獄絵図は，その地獄に落ちた亡者達がどのような苦を受けるのかを具体化して見せた。これが一般民衆に与えた影響は大きく，死への恐怖を強め，それを和らげるために仏の救済を願う気持ちを一層強くした。

　江戸時代に佐賀藩で「葉隠（はがくれ）」という本が出された。18世紀初めごろのことで山本常朝という武士の口述によるとされている。この本は武士のあるべき姿について書かれたもので，「武士道と云ふは死ぬこととみつけたり」という一文が有名である。武士はもともと軍人であり，敵と戦うことが本務である。その結果死ぬことも常に覚悟していなければならない。死を怖れるのあまり，卑怯なふるまいをしてはならず，潔くしていなければならない。これは戦闘時のことばかりでなく，日常の業務を行う場合でも自分の責任ということに関しては常にそうあるべきとされてきた。その集大成が「葉隠」である。

　下って昭和初期，国家神道が優位の時代となり，国家に対して一命を捧げることを国民としての義務のように考えることが強制された。今の70代以上の人々は何らかの形でそのような死生観を根付かされた経験のある年代で，この年代の人は友人や親類に戦死者がおり，「自分だけが死に場を失って生延びて…」という思いを抱いていることがある。それがいまだに死生観に大きく影を投げかけているのである。

第4章　自分自身のメンタルヘルス

　世に「人の生命を預かる」仕事をしている人がいる。そんな人の精神的健康が十分でなかったら，十分によい仕事ができないばかりか，あってはならない事故を発生させる結果にもなりかねない。その中でとくに医療者は自分自身のメンタルヘルスに十分留意する必要がある。

1　医療者のメンタルヘルスの実情

　細見潤氏らの調査（「医療従事者のメンタルヘルスに関する調査」，精神医学第40巻第1号，1998）によれば，医師，看護師，ケースワーカーなどの，直接患者さんに接する職種者で，現に神経症圏にある者の割合は次のような特徴が見られたという。
　①女性に多く（40.3％），また未婚者に多い（44.4％）。
　②20歳台（43.6％）から40歳台（33.8％）まで高い。
　③経験年数10年未満（40％以上）から20−30年台（34.5％）まで高い。
　④夜勤2交代（44.5％），また残業時間は1ヵ月につき20時間未満（44.5％）から20時間以上（46.0％）まで高い。
　職種的には看護師（30.6％）が一般医師（16.0％），医師の中でもこのような傾向が高いといわれる精神科医（21.5％）すら超えていることが注目される。この要因として，
　①対人専門職特有の要因：A．長時間の不規則的勤務態勢，B．測定できない作業内容，C．過度に要求される高い生産性と現実とのギャップなど
　②医療職特有の要因：A．患者の死，苦痛に関わることへの緊張感や精神的負担，B．患者の否定的感情（不安，恐れ，怒り，抑うつなど）への巻き込まれ，
　③感染の危険への不安など，
が挙げられている。とくに後半の①，②は，自らが看護師である武井麻子氏

(「感情と看護」医学書院）が看護の本質を「感情労働」という新語で表現したこととも関連して，対策が急務であることを示唆している。

「感情労働」について，武井氏はこう述べている。

……熟練した看護婦でも，忙しいときに限ってしつこい訴えを繰り返す患者や，こちらが気にしていることを平気で突いてきてからかったり文句をいったりする患者に対して，自分の感じている苛立ちや怒りをなんとか表情に出さないように我慢しなければならないとき，つらく落ち込んでいるのに明るく患者に接しなければならないときなどには，つくづくしんどい仕事だと思ってしまいます。そんなとき大声で泣き喚くことができたら……。看護が感情労働だと思うのは，こんなときです。

患者さんに最も近い位置にいる医療者として，まさしく「分かち合うメンタルヘルス」の実践を強いられている立場を考えると，それだけの余裕を生み出せる条件（心理的だけでなく，物理的にも）が満たされる必要があることは申すまでもない。

しかし現実にはそうした余裕を作り出せるような医療環境はそう滅多にありそうもないから，医療者が自身のメンタルヘルスをしっかりと身につけておくことは急務であるといっておこう。

余談 うつ病の人への私なりの精神療法の基本の一つは，「精神的その日暮らし」のすすめである。うつ病の人はとかく先の先まで考え，そこに悲観的イメージを抱き，「今のこの状態が一生続いたらどうしよう」などと考えて余計沈みこんでしまう傾向がある。だからそういう人には「明日には明日の，1週間先には1週間先の，1ヶ月先には1ヶ月先の『あなた』がいるんです。多分その『あなた』達も楽ではないかも知れないが，何で今日の『あなた』が一人でそんな先々の『あなた』達の荷物を背負う必要があるんです？　今日の『あなた』は今日の分だけの荷物を背負っていればよいのです。言い換えれば今朝目を覚ましたら，今夜寝るまでの間だけのことを考えていればよいのです。『明日には明日の風が吹く』というでしょう？」と話すことにしている。どうしても落ち込んで気が引き立たないときは，この「精神的その日暮らし」の考え方は有効である。こんど試してごらんなさい。

2 事故とメンタルヘルス

　いわゆるハイテク機材の登場でいろいろな作業が効率化され，作業も楽になった。無人で作動する機材も珍しくはなくなった。とはいえ，最終的には人間が操作しなければならない個所もある。機材と人間がワンセットになって作業する仕組を man-machine-system という。この仕組が事故を起こした場合，ほとんどの原因が人間側にある（human error）という。

　なぜ人間が原因で事故が起こるかを考える上ではメンタルな問題を避けて通るわけにはいかない。この仕組の中で，人間が関わる部分について考えてみると，一つの流れが思い浮かぶ。

　①情報の入力⇒②情報の分析・照合⇒③判断⇒④操作という流れの中でどこかに誤りが起これば事故が起こることになる。①の段階では**錯覚・誤認**といったものが，②の段階では**先入観**が，③の段階では**予測や論理の誤り**が，そして全段階で感情とくに**不安**が関係する。ときにその不安は無意識の世界からわきあがってきたものである場合もある。

　①の段階では注意の**集中の程度**も深く関係する。この注意集中の生理的限界はせいぜい15分といわれており，それ以上時間が延びれば格段に注意力が低下することになる。また高知能者は環境の変化に適応しやすいために，逆に変化の乏しい状況には飽きがきて，却って注意力が低下し，事故率が高くなるという報告がある。

　②の段階では「**判断の移譲**」という現象が起こる。これは数人が共同して作業を行っているときに，判断を下す段階でそれをお互いに譲り合ってしまい，結局誰もそれをしない，という状況になることで，ちょうど野手の間にあがったフライを譲り合ってポテン・ヒットにしてしまうのと同じである。某大学病院で起きた患者取り違え事故は，引継ぎにあたって後任者が前任者の判断を鵜呑みにして，後任者としての確認をしなかったこと，つまり後任者が判断を前任者に移譲してしまって起こった，ということになる。

　いずれにせよ事故が起こった場合には，関係者の誰かが一時的に精神不健康状態に陥っていた可能性が高いと考えられ，従ってメンタルヘルスは事故防止策と表裏一体の関係にあることになる。

3 ストレス・コーピングの基本・4R

　職業性のストレスはその職をやめない限り，除去することはできない。従ってストレスとは「うまく付き合う」ことを考えるしかない。そのことをストレス・コーピングという。いろいろにその方法は伝えられているが，私はその基本は4点あると考え，いずれも英訳すれば頭にRがつくことから4Rとよんでいる。

　①休養（REST）：ストレスを軽減する上で最も効果的なことは仕事を休むということに尽きる。うつ病患者に対する処遇で重要なのが休息だということを思い出すとよい。ただ医療現場の常として，権利である有給休暇もなかなか取れにくいという現実がある。他の同僚への配慮を十分にした上で，ツブれないうちになんとか休暇をとることだ。いやしくも人の健康に関係する病院で健康管理医（産業医）がたとえ形式上でも決められていないはずはないから，どうしても直属上司に申し出ることが困難なら，そういう立場の医師に相談してドクター・ストップをかけてもらう方法もある。因みに産業医には労働条件の改善を企業側に対して勧告できる権限もあるのだ。

　②くつろぎ（RELAX）：やっとこさ休暇がとれても，その時間が有効に使われなければ意味がない。休暇の間はとにかく仕事から離れてゆっくりくつろぐことだ。そのくつろぎの手段は人によって違ってくるだろうが，それが何であっても構わない。それで英気が十分養われるものであるならば。

　趣味をもっている人にとっては，休暇はまさに天国となろう。趣味がストレスフルな生活の中でどれほど助けになるものかは，実は残念ながらそれをもっていない人には理解し難いもののようだ。趣味はなるべくなら一人で楽しめるものが一番よい。新しい対人関係がストレスになる可能性がある。

　余談　古典落語の「寝床」は下手な素人芸の代名詞として知られている。さる商家の旦那が義太夫にこるが，下手で家族・奉公人から貸家の住人まで皆敬遠している。ある時その自演会があり，出なければ奉公人はクビ，貸家の住人には立ち退けという厳命で，仕方なく出席した連中は皆寝てしまう。怒った旦那がひょいとみると年少の奉公人が一人泣いている。さては自分の芸に感激したと思ってどこが悲しかったかと聞く。「あそこでございます」と指差すのは今自分が演じていたところ。「あそこが私の寝床なんでございます」

笑いの効用　この段階で最も手軽にできる方法は「笑う」ことである。ただし笑いにも質の問題があって，質の悪い笑い，例えば嘲笑，冷笑，苦笑，失笑などという笑いは全く効用がない。効用があるのは腹を抱えての大笑い（呵々大笑）と，共感感情を伴った笑いである。後者は舞台や高座で演じられているストーリーに没入して，登場人物に対して向けられるものであり，また一つのことを理解したときに自然と生ずるものでもある。

こうした笑いを経験すると血液中の免疫の主戦力であるNK細胞の活性が増加するという報告例がこのところよく見られる。中には被験者を演芸場に行かせて，大笑いさせたあと血液検査を行って確認したという報告もある。

また人の大脳は左右両半球から成っているが，左右でハタラキが異なり，右利きの場合に仕事や学習で使われるのは左側で，右側は芸術の鑑賞といったような情緒的活動のときに活性化が見られるという。長いこと左側ばかりを酷使していると，場合によってはそれが痴呆化のきっかけとなることもあるという。昔から「笑う門には福来る」と言うが，まさしくそれが真実であったことが客観的に証明されたわけである。

上の余談のような古典落語はその意味では絶好の笑いを提供してくれる。落語というと「馬鹿馬鹿しいお笑い」というイメージが濃い（もっとも演者の噺家｛はなしか｝が自ら開口一番こう言うからでもあるが，無用のへり下りでしかない）が，一人で何役も演じ分ける話芸は世界的にも日本の落語くらいのもので，その内容も日常生活での普遍性をもつ豊かな芸術性をもっと評価すべきなのである。

米国には笑いを治療方法に取り込んでいる医師もおり，99年には「パッチ・アダムス」という題名でその伝記が映画化され，また実在のその医師も来日し，その講演が注目を集めたことは記憶に新しい。笑いの医学的効用がようやく認識を改められようとしているのである。

③ふりかえり（REFLEX）：②で十分くつろいで気持ちにゆとりができたら，次の段階としてこれまでの自分の生活を振り返ってみる。どこかで無理をしていなかったか，少しシャカリキになり過ぎてアツクなっていたことはなかったかという点について考えてみることだ。普段仕事の中に身をおいてみると，気合いを入れてとりかからなければという場面が少なくない。少しでも「ヤル気」のある人だったら「自分の出番」とばかり，気負ってかか

るにちがいない。それがそのまま持続するうち，何時の間にか慢性のストレスになっていくのである。その辺への「気付き」ができるかどうかの問題である。この段階は神経症の治療法である森田療法や内観療法の原理的応用である。

余談 広島県江田島にあった旧兵学校は海軍のエリート養成機関であった。生徒は就寝前「五省（ごせい）」といって五つの点について1日を振り返る習慣が課せられた。その一は「至誠ニモトルナカリシカ（誠をもってことをなしたか）」というのであった。

軍国主義時代の遺風といってしまえばそれまでだが，反省する風習は見習いたい。何しろサルでも反省する時代なのだから。

④出なおし（RECONSTRUCTION）：③で気づいた点に基づいて軌道修正を行う。すなわち無理をしていたと気づいたなら，これ以後その無理をしないですむ生き方を身につけるようにすればよい。この段階はアルコール症の治療で，それまで酒にのめり込んでいた生活から酒なしで生きていける生活法を発見するプロセスと原理的には同じである。この「無理をしない」方向の軌道修正をはかることこそ，メンタルヘルスの奥義である。

余談 私は若いころ登山をやっていた。この山登りというものはかなり天候に左右されるもので，頂上に立った日が曇りでさっぱり視界がきかないなどということはざらにある。自然が相手のものはそうそう人間側の勝手にはならない。悪天候のときもあるわけで，そんなときに無理をすると生命の危険にも遭遇しかねない。たとえ頂上が目の前でも引き返す勇気をもたなくてはならない。「無理をしない」という教えは山から学んだものの一つなのである。

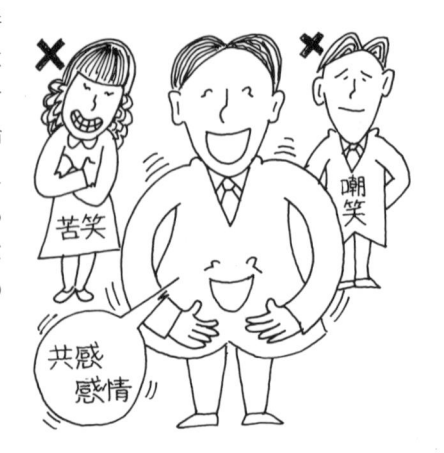

4 自分の困った性格にどう対処する？

　自分の性格について悩む人は少なくない。それでいて意外にこの問題で精神科医に相談することには抵抗感が強くはたらくものらしい。だから「多重人格（7頁参照）になりたい」などという願望が出てきたりすることがある。これまで実際に相談を受けた例のいくつかを紹介しよう。

　【例・1】いつも試験というと緊張し，不眠になります。そんなコンディションではよい成績がとれるわけはなく，いつもゆううつです。
　⇒**アドバイス**：試験であがったり，緊張したり，それが近くなると不眠になったりはみんな経験するところです。貴方だけ例外ではありません。今までの試験はどうしていたのですか？　そういいながらも多分クリアしてきたのでしょう？　何も満点や，それに近い成績をとろうなどと，シャカリキになることもないのでは？　気負うと却って結果は逆に出ます。肩の力を抜いて気楽にいきましょうや，気楽に…。

　【例・2】私はいつも行動が遅いという批判を受けます。それは何かというと確認しないと気が済まない性格のせいだと思います。「強迫性格」らしいのですが，こんな性格は変えられないのでしょうか？
　⇒**アドバイス**：確かに「診断」どおりのようですね。でも決してその性格を変えようなどとは思わない方がよいでしょう。何故かというと，「強迫性格」にはそれなりの長所があるからです。それは何事にも慎重であること。ものごとは何でも速ければよいわけではありません。「拙速」（出来上がりは不細工だが，仕事は速い）というくらいのもので，特に人の生命を預かる医療の現場で，昨今よく聞かれるような信じられないミスが多発している現状を考えると，そこに慎重な人が1人いることで，随分と事故の可能性が減ることでしょう。遅くても確実なことは医療現場で大事です。英語のことわざにも「Slow but steady wins the race」といいます。ウサギとカメはどちらが勝ったのでしたっけ？

　【例・3】幼稚園のころ折り紙が折れなくて先生から「不器用ね」といわれた位で昔から不器用で困っています。細かい操作が苦手で，よく誤操作に

なってしまいます。これでは将来医療者として適性を欠くことになるのでは，と心配です。

　⇒**アドバイス**：私も同じような経験がありますが，大人になった今は他人から器用だといわれています。これは一種の自己暗示がかかっているのではないでしょうか？　不慣れと緊張から誤操作になってしまうのではないですか？　不慣れなら慣れればよいだけのこと。医療現場では何かにつけて経験がものをいいますから，苦手苦手といって逃げないで，「場数」を踏むようにしては？

　【例・4】私は口下手です。ほんの小人数での談話なら，相手が気のおけない友達なんかならできますが，初めての人や異性だと口ごもってしまい，うまく話せません。そのことで悩んでいます。

　⇒**アドバイス**：大体10人の中で「話すことが得意な人」というのはせいぜい1人いるかどうかです。ほとんどの人は自分で「口下手」と思っているのです。多分貴方もそうなのでしょう。でも口下手の人は逆に「よい聴き手」になれるのです。他の項に書きましたように，医療の現場では患者さんのことばをよく聴いてあげなくてはなりません。そのときに「多弁」「口上手（？）」の人は不利です。ろくに話を聴かないで自分がしゃべってしまうからです。ですから，きっとよい「聴き手」になれると思います。

　【例・5】私はどうも自信をもつことが縁遠いようです。いろいろ失敗ばかりして積極的になれないし，この学校に入ったのも自分の意思ではなく，万事そんな調子でここまで来たのですが，こんな私が果たして医療者になれるのだろうか，道を間違えたのではないかと心配になります。

　⇒**アドバイス**：たしかに「自己不確実」傾向は否定できないようです。多分貴方は今の自分が嫌いなのでしょうね？　これまで育ってきた中で，きっと強い貴方自身の理想像が無意識の中に取り込まれていたせいだろうと思います。でもそのことはもう過ぎたことであり，それを清算するために，一度自分をじっくり見つめる折をもつとよいと思います。「内観療法」やヨガ，座禅など，それを実行するてだてはいろいろあります。うまく活用して新しい自画像を描きなおしましょう。

5 セルフ・ケアとグループワーク

　生活習慣病の場合，その人の普段の生活習慣にその原因が由来しているとはいっても，永年の習慣というものはそう簡単に改められるものではない。喫煙などもそれこそ「判ッチャイルケドヤメラレナイ」という，かつての流行歌の文句でもないが，なかなか止められないものの一つであろう。

　余　談　作家マーク・トゥエーン（1835-1910）の言に「禁煙くらいやさしいものはない。なぜなら，人生で何度もできることだからだ」というのがある。日本に喫煙の習慣が入ったのは安土桃山時代と思われるが，「禁煙令」は何度も出されている。それほど守られにくい「お触れ」だったのである。

　生活習慣を改めるようにと医師が勧告をして，患者さんがそれに従うことをコンプライアンス（compliance）がよいという。これは処方された薬の服用ぶりを指す場合もある。ただ，それは医療者側の言い方で，インフォームド・コンセント（IC＝87頁参照）の時代のことであるからとしてアドヒレンス（adherence＝固着の意）という語も聞かれるようになった。いずれにしても医師の指導・勧告に素直に従わない（リアクタンス）ということがある。それは，
　①指導・勧告が自分の生活に直接・間接的な脅威とうつること
　　⇒「ええッ，塩っ気駄目？　じゃあ飯食った気がしやしねぇや」
　②「何もしない」ことを選ぶ権利を持ち続けること
　　⇒「いやだよ，『飲めず，喫えず，食えず』なんて…，何のために生きてるんだ？」
　③自己決定する自由の喪失，またはその脅威を感じること
　　⇒「俺の身体だぁ，どうなろうと他人の指図ぁ受けたかぁねえや」
などによってアドヒレンスが低下するものと考えられる。そういう人はかなり性格的に攻撃的であると同時に防衛的で，他人との間に距離をおく孤立型であることが多いという。反面このような人は強いリーダーシップの持ち主であることが多いというから，医療場面では「問題患者」と考えられてしまう可能性が高い。

こういうタイプの人たちが医学的に好ましい習慣をもつようにするには，自分が十分その必要性を認め，自分から進んでそうすることが望ましい。それが標題のセルフ・ケアである。他人から説得されたから，ではなく自分で選択したのだから，行えないはずはない。それに関する参考図書を読み，決して独断に陥らないようにしながら，主体的に自分に見合った療養方法を見つける。

　そうしたセルフ・ケアのグループとして活動しているのは AA（Alcohol Anonymous）で，全世界的には 110 カ国，120 万人が加盟している。この手法を取り入れた自助グループには，薬物依存，病的賭博，摂食障害，アダルトチルドレンなどを対象としたものがあるし，森田療法を軸とした生活の発見会などがある。

　これらのグループが非専門家の集団であるという意味は，後輩は先輩の姿の中に回復したモデルを見，先輩は後輩に自分の経験を語ることで癒しになるという相互関係をもっていることにある。しかし非専門家ばかりの集団であるために，どうかすると独善的になったりする心配もなしとはしない。その意味ではどんな形でか専門家の関与も必要のように思われる。

　いずれにせよ，こうしたグループが今後 IT などを通じて有機的にネットワークを形成していくことに期待がもてそうだ。

　余　談　一度経験のために断酒会にオブザーバーとして出席させてもらったことがある。

　開会にあたり，皆でスクラムを組んで「酒は悪魔だ！」とシュプレヒコールをやり，銘銘体験談を語るのであるが，話を聞くうちに酒をやめなければならないような心境になっていったからオソロシイ。このままでは本当に酒をやめることになってしまうと考えて，以後出席はしないことにした。

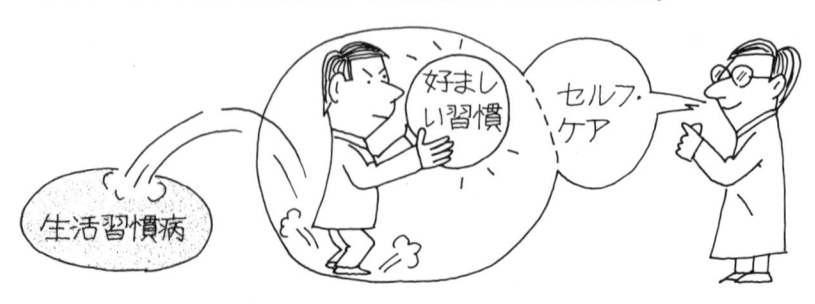

6 生き方と宗教

　元来宗教は人の生き方と関係が深い。日本人は宗教色が薄く，自称・無神論者が多いようであるが，いわゆるインターナショナル，あるいはグローバルスタンダードの観点からすると，実はこれでは通らない。外国人の中に入って「無神論者」などといえば，極端な場合は馬鹿にされたり，人間扱いされない場合もあるほどなのである。ではそんな場合どういえばよいかというと，「仏教徒」というべきなのである。

　「仏教なんて信じていないし，どの宗派にだって属していない。檀家寺なんてないのに…」というかも知れないが，それでいて親類・友人の仏式の葬式や法事に出かけて焼香をすることがあるだろう。有名な寺院で仏像に対して手を合わせることだってあるだろう。その程度ではあっても「仏教徒」で罷り通るのである。

　もっともその仏教も実は「お釈迦さま」ことゴータマ・シッタルダー自身が説いたものが，その後の人々によって体系化・理論化されたものである（それは他の宗教でも同様なところがあるが）飛鳥時代に大陸から入ってきた仏教は6世紀から8世紀にかけて，権力者の統治思想，さらには統治のシンボルとして利用されてきた。そのことへの多少の反省がその後見られ，13世紀以降には教義の大衆化が図られて，次第に一般民衆の中に浸透していった。

　この鎌倉時代以降の新宗派（曹洞宗，臨済宗，浄土宗，浄土真宗，日蓮宗）はかつて1970年代のベストセラーであった「日本人とユダヤ人」の著者イザヤ・ベンダサンが命名したように「日本教・仏教派」という形で，もともとのインド・中国の仏教とも異なるものになって，しかも日本人の深層心理の中に脈々と流れているのである。それはわが国が生んだ世界的仏教哲学者・鈴木大拙（1870-1966）が，「日本的霊性（宗教的意識）」と呼んだものと同じものであり，それが鎌倉期諸宗派の興隆のもとになったという。

　厳しい修行をしなくても六文字の念仏（南無阿弥陀佛）やお題目（南無妙法蓮華経）を唱えることで仏の救済を受けられるという説法は，大衆化には最も有効であったことはいうまでもない。一部の宗派は一大衆勢力となっ

て，戦国時代にはその後天下を統一する信長，秀吉すらその平定に苦労する存在にもなった。その後17世紀に入って江戸幕府の体制が固まるとキリシタン禁制のため，寺院が檀徒を管理するというシステムが導入された結果，形式的には当時の国民は皆仏教徒になったのである。

　今は寺と檀家の結びつきが以前ほどは堅固でなくなってきたが，それで宗教との関わりが全く無くなったかというと，そうではなかった。オーム真理教という新興教団が高学歴の，それも合理性を基調とする理科系大学出身者を多くその信者にしていたという事実は何を物語っているのだろうか。学園祭で人気があるのが「お化け屋敷」だということや，民放テレビ各局での朝の占いの放送が若い年齢層にうけていることは何故なのか。そこに物質文明だけでは満足しきれない状況の存在が示唆されているのである。

　人生の最後を迎える場所として，ホスピスという施設が日本でも作られるようになってきたが，その中で数年前に新潟県長岡市の長岡西病院に「ビハーラ」と名付けられた仏教版ホスピスができた。おそらく今後こんな形で仏教の関与が行なわれていくであろうという一つのモデルになると思われる。

　「死」はおよそどのような身分の人であっても避けることのできない事実であるのに，かつてそれは日本人の間ではタブー視されていた。それが昨今は永年のタブーから開放されるようになってきた。例えばガンという病名の告知（84頁参照）という問題を通して，まずそれをすべきかどうかとの判断の問題からその告知の後どう対処するかとか，その後の生を如何に送るかの問題まで幅広く問題が提起されて，漸くそのあり方が手探りの中ながら見えてきた。そこに「死生観」（88頁）の問題が出てきたわけであるが，それは本来そのことと直接向き合う宗教と無縁ではあり得なかったのである。

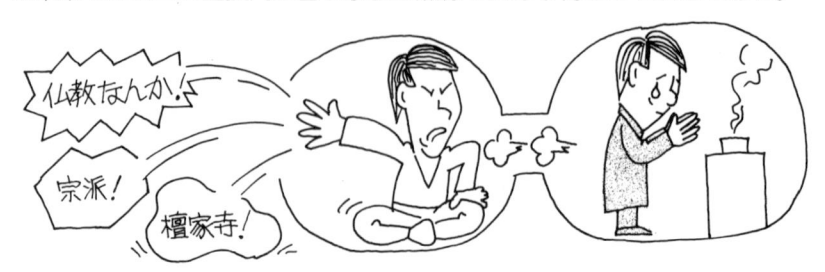

第5章　法規と制度

1　精神保健に関係する法規

　わが国での最初の関係法規は1900年（明治33年）の**精神病者監護法**であるが，この法律の実態は江戸時代に行われていた病者の自宅での監禁（**私宅監置**）をそのまま認め，警察の監督下に置いた内容で，病者は危険な存在なので社会から隔離するという，社会防衛の色の濃いものであった。

　治療施設としての精神病院の建設が進む中でもこの私宅監置は減らず，その監置場所も不潔でとても人間の居住できるものではなかった。この実態を調査した**呉秀三**（1866-1932）は慨嘆して「コノ国二生マレタルノ不幸ヲ重ヌルトイフベシ」と報告書に記した。呉らの運動もあって1919年（大正8年）**精神病院法**が制定された。この法律では国は主務大臣（当時は内務大臣）が命じたときに精神病院を建てることになっていたが，廃止までの約30年間に7カ所の建設があったに留まり，全く身寄りのない病者は知事が面倒を見てやれと定めただけに終わった。

　太平洋戦争が終わって5年後の1950年，戦後の民主主義傾向を反映した**精神衛生法**が制定されてこれまでの2法は廃止された。しかしこれもその後何回も改正を余儀なくされ，88年には宇都宮病院での人権侵害問題をきっかけとして全面改正が行われ，名称も**精神保健法**となった。その後障害者基本法の改正に伴い，福祉的な規定が強化されたことによって**精神保健福祉法**（正式には精神保健及び精神障害者福祉に関する法律）と名称を変更し，今日に至った。人権擁護と社会復帰促進がこの法律の大きな柱となっている。

　余　談　精神衛生はmental hygieneの訳で，米国のビアーズが20世紀初頭自分の入院体験から待遇改善運動を興した当時，その団体にこの名称を使った。これが国際的に発展して国際精神衛生委員会（ICMH）となり，48年に世界精神保健連盟（WFMH）と改称した。待遇改善から予防への転換が精神保健mental healthの名を生んだのである。

2　精神保健福祉法の主な規定

①「精神障害者」の定義：第5条＝この法律で「精神障害者」とは精神分裂病，精神作用物質による急性中毒又はその依存症，知的障害，精神病質その他の精神疾患を有する者をいう（全文）。

定義条項であるが「精神分裂病」の名称は「統合失調症」に変更されることになっている。なお神経症は「精神病」には含まれない。

②入院に関して：以下の4方法が定められている。
- A. 本人の自発意思による入院（任意入院）
- B. 本人に代わって保護者の同意による入院（医療保護入院）
- C. 都道府県知事の命令による入院（措置入院）
- D. この法律で指定された医師（精神保健指定医）が必要と認めた場合で，72時間以内に限定された入院（応急入院）

③法指定医師の要件と関与性：この法律に基づき，厚生労働大臣が医師経験5年以上，うち精神科の臨床経験3年以上をもつ者の中から本人の申請に基づいて指定した医師を「精神保健指定医」といい，②のB-Dは必ず指定医の診察を必要とする。指定医は長期入院者の定期病状報告の提出などの義務がある。

④国民の義務：第3条＝国民は，精神的健康の保持及び増進に努めるとともに，精神障害者に対する理解を深め，及び精神障害者がその障害を克服して社会復帰をし，自立と社会経済活動への参加をしようとする努力に対し，協力するように努めなければならない（全文）。

この条項は88年の精神保健法から登場したが，これによって従来は精神障害者が資格を欠く（欠格条項）とされた国家認定資格の取得が緩和された（例えば理容師，美容師など）。

⑤人権侵害への防止策：医師以外に法律専門家等を加えた第三者機関である精神医療審査会が，関係者からの通報を受け付けている。

⑥通院費の公費負担制度：申請で通院費用の一部を公費が負担する。

3 いろいろな施設・制度・施策

　国（主管官庁は厚生労働省）が95年に示した障害者プラン（7カ年計画）を下の図に示した。この目的は精神障害者のよりよい医薬の確保と社会復帰・福祉対策の充実にあり，2002年までに整備。充実を図ろうとするものである。

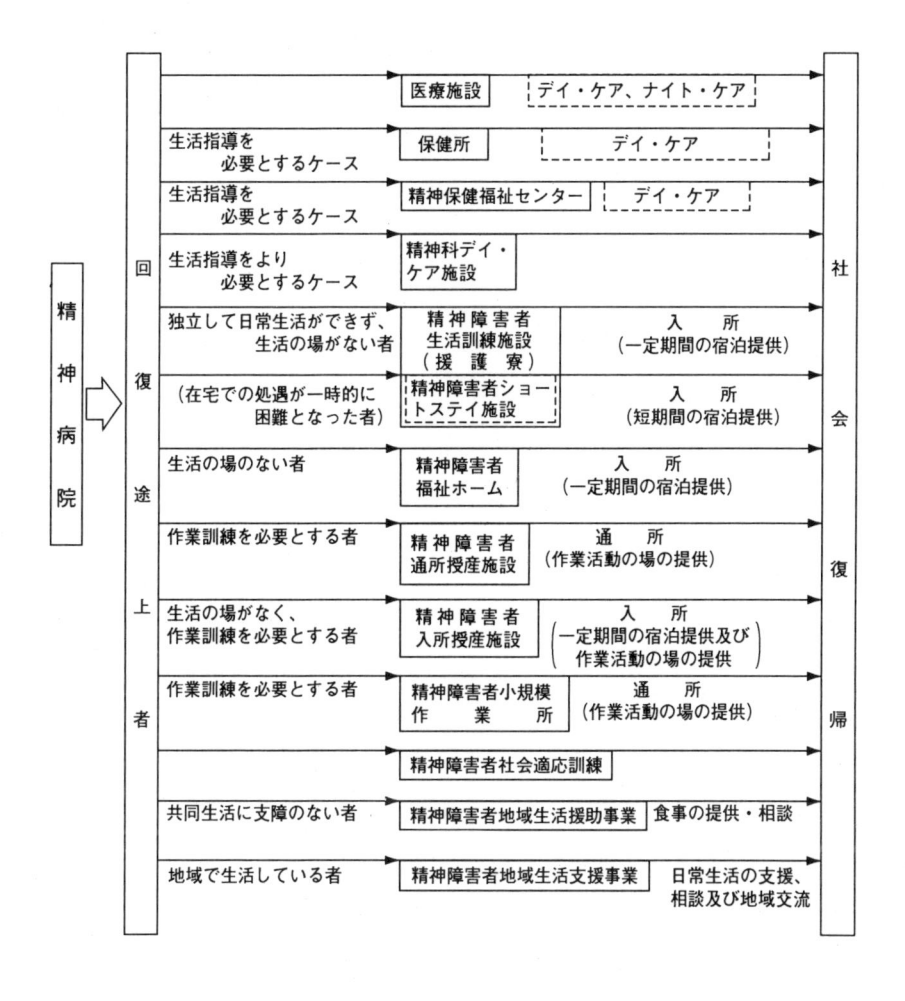

精神病院 →	回復途上者		医療施設	デイ・ケア、ナイト・ケア
		生活指導を必要とするケース	保健所	デイ・ケア
		生活指導を必要とするケース	精神保健福祉センター	デイ・ケア
		生活指導をより必要とするケース	精神科デイ・ケア施設	
		独立して日常生活ができず、生活の場がない者	精神障害者生活訓練施設（援護寮）	入　所（一定期間の宿泊提供）
		（在宅での処遇が一時的に困難となった者）	精神障害者ショートステイ施設	入　所（短期間の宿泊提供）
		生活の場のない者	精神障害者福祉ホーム	入　所（一定期間の宿泊提供）
		作業訓練を必要とする者	精神障害者通所授産施設	通　所（作業活動の場の提供）
		生活の場がなく、作業訓練を必要とする者	精神障害者入所授産施設	入　所（一定期間の宿泊提供及び作業活動の場の提供）
		作業訓練を必要とする者	精神障害者小規模作業所	通　所（作業活動の場の提供）
			精神障害者社会適応訓練	
		共同生活に支障のない者	精神障害者地域生活援助事業	食事の提供・相談
		地域で生活している者	精神障害者地域生活支援事業	日常生活の支援、相談及び地域交流

→ 社会復帰

4 メンタルヘルス対策の体系

99年に当時の厚生省が企画したメンタルヘルス対策全体の体系は以下の図に示したようなものであった。

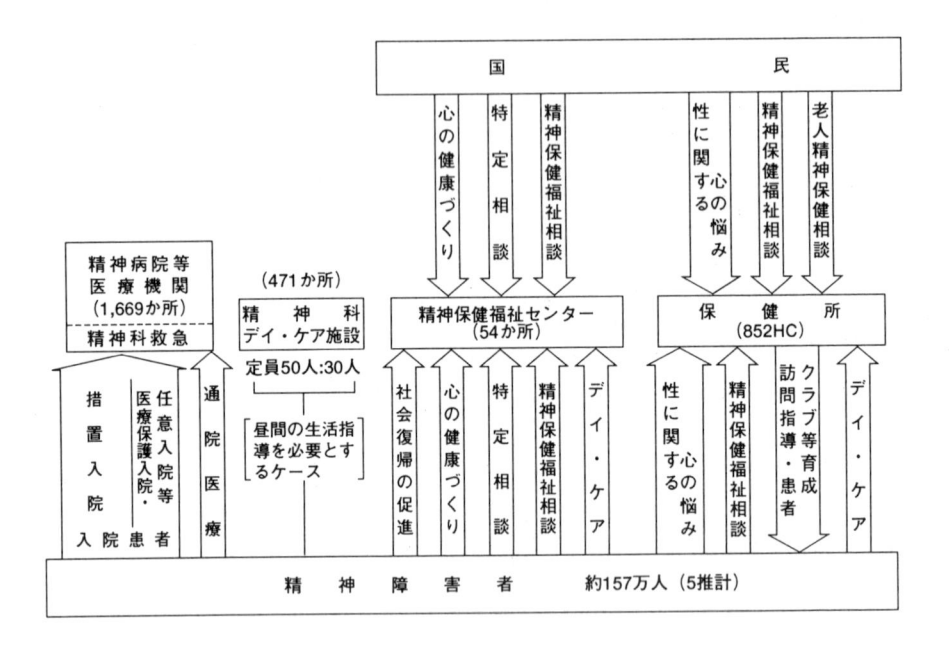

```
                                    国                    民

                    ┌──────────────────────────────────────────────────┐
                    │ 心  特  精        性  精  老        │
                    │ の  定  神        に  神  人        │
                    │ 健  相  保        関  保  精        │
                    │ 康  談  健        す  健  神        │
                    │ づ      福        る  福  保        │
                    │ く      祉        心  祉  健        │
                    │ り      相        の  相  相        │
                    │         談        悩      談        │
                    │                   み                │
┌──────────┐  ┌──────────┐  ┌──────────────┐  ┌──────────┐
│精神病院等│  │(471か所) │  │精神保健福祉  │  │保 健 所  │
│医療機関  │  │精 神 科  │  │センター      │  │(852HC)   │
│(1,669か所)│  │デイ・ケア施設│  │(54か所)      │  │          │
├──────────┤  │定員50人:30人│  │              │  │          │
│精神科救急│  ├──────────┤  │              │  │          │
└──────────┘  │昼間の生活指│  │              │  │          │
              │導を必要と  │  │              │  │          │
              │するケース  │  │              │  │          │
              └──────────┘  └──────────────┘  └──────────┘
 措 任 医 通          社 心 特 精 デ    性 精 訪 ク デ
 置 意 療 院          会 の 定 神 イ    に 神 問 ラ イ
 入 入 保 医          復 健 相 保 ・    関 保 指 ブ ・
 院 院 護 療          帰 康 談 健 ケ    す 健 導 等 ケ
    等 入              の づ    福 ア    る 福 ・ 育 ア
 入    院              促 く    祉        心 祉 患 成
 院    ・              進         相        の 相 者
 患    医                        談        悩 談
 者    療                                  み

┌──────────────────────────────────────────────────────────────┐
│      精  神  障  害  者    約157万人 (5推計)                 │
└──────────────────────────────────────────────────────────────┘
```

主な用語を解説しておく。
① デイケア：在宅の患者さんに一定のプログラムの下で行動し，日常生活のリズムを身につけることを目的とした活動で，医療機関，保健所，精神保健福祉センターなどで行われている。活動時間が夜間にまで及ぶものもあり，デイ・ナイトケアと呼ばれる。
② 小規模作業所：一般人と同様に働くまでの回復に至っていない回復途上者にも可能な簡単な作業を提供する施設。
③ 授産施設：将来的に就職を目的に作業訓練を行う施設。

エピローグ・橘曙覧の生き方

　橘曙覧（たちばなのあけみ，1812-1868）は万葉集のこころを伝えた異彩の幕末の歌人として知られている。今の福井市に生まれ，国学を学び，新しい短歌を興した人であるが，その作風は正岡子規が絶賛した。とくに「独楽吟」として詠んだ52首は，かつて村山元首相が訪米した際，クリントン元大統領が歓迎演説に引用したほどのものであった。
　たのしみは　珍しき書　人に借り　始め一ひら　ひろげたる時
　たのしみは　妻子むつまじく　うちつどひ　頭ならべて　物を食ふ時
　たのしみは　朝おきいでて　昨日まで　無かりし花の　咲ける見る時
　たのしみは　野寺山里　日をくらし　やどれといはれ　やどりける時
　「たのしみは」で始まる，いわゆる「ものはづけ」の歌である。何と素朴で，こころ温まる歌であろうか。一連の歌の中には「あずきの飯の冷えたるを茶漬けてふものになして食ふ時」というのもある。
　曙覧の歌の才能はこの時期に福井藩主となった幕末の大物君主・松平慶永（春嶽，1828-1890）に認められ，藩に出仕するよう藩主自身からの要請があったにかかわらず，これを固辞した。その気になれば裕福な暮しもできたはずなのに敢えて貧しい暮らしに甘んじた。それでもそこには一家の暖かい団欒があった。本をじっくりと読み，ときには山野を歩き，十分に生活をエンジョイしていたのである。
　今の時代はその気になれば誰でも，何でも簡単に手に入る。そう思ってカードでブランドものを買い漁っていくうちに「自己破産」などという目に遭わなければならなくなる。一方曙覧は貧乏であっても，日常の生活の中での「たのしみ」をきちんととらえている。みごとな「プラス思考」である。物資の溢れた現代の我々の生活には失われたものがそこにある。取り戻せるものなら取り戻したいのがこの「ゆとり」である。
　もしあなたが今は，「たのしみは….」で始まる歌を詠めといわれたら，そのあとをどう詠むのだろうか？

索　引

＊印は第86回から第90回までの看護師国家試験の出題項目であったことを示す。

あ行

IC（インフォームド・コンセント）＊　87
愛着（アタッチメント）　29
アスペルガー症候群　31
アダルトチルドレン　50
アルコール依存　19
アルコール症　13, 49
移行現象　30
意識　5
　──障害　5
　──清明　5
　──変容　5
意志　7
イド＊　36
一般（汎）適応症候群（セリエ）　14
意欲　7
医療保護入院　69
ウエスト症候群　30
AA（アルコール・アノニマス）　98
HIV 感染症　42
エゴ（自我）＊　36
エラビとアワセ　22
応急入院　69

か行

回想法　82
過剰適応　22
家族歴　66
カタレプシー　7
川の字期　26
感情　7
　──鈍麻　7
　──病（躁うつ病）　12, 45
　──労働　90
観念奔逸　6
吃音　35
気分　7
ギャングエイジ　37
キュア　56
QOL＊　84
キュブラー・ロス（死への五段階）　86
教育生活史　66
共依存　50
共生関係　29
鏡像段階　30
群発自殺　74
ケア　56
傾聴　58

欠陥状態　8
健康妄想　75
健忘　6
県民性　62
行為障害　35
公園デビュー　34
更年期障害*　17
合理化　24
広汎性発達障害　31
告知（病名）　85
個室期　26
昏迷　7

死への5段階　86
自発性減退　7
支離滅裂　6
執着気質　64
宗教　99
循環気質　62
昇華*　25
常同症　7
情動失禁　7
初老期痴呆　49
障害者7カ年計画　103
小児自閉症　31
自律神経失調症　17
神経症的習癖　35
神経症　13, 41, 45

さ行

錯覚　6
させられ体験　6
産褥期うつ病　28
自慰行為　42
シェア　56
自我意識障害　6
自我弾力性　23
自己同一性（ヨリドコロ）*　2
思考制止　6
　──障害　6
事故傾性　73
自殺，その予防*　73
疾病逃避　8
思春期危機　41
死生観　88
死の教育　52

人格障害（各型）　79
心身症*　13, 18
睡眠儀式　30
ストレス　14, 15
　────コーピング*　92
スーパーエゴ（超自我）　36
性格，その成り立ち　36
　──の尖鋭化　80
生活習慣病　13, 19
性教育　42
性同一性障害　42
精神保健福祉法　101, 102
　──衛生法　101
　──病者監護法　101
　──病院法　101
精神病質　78

摂食障害* 41
選択緘黙 35
セルフケア* 97
せん妄* 5
躁状態* 12
措置入院* 69

た行

タイプA* 62,64,79
────B,C 64
退行* 24
胎生期 27
多重人格（交代人格） 7
橘曙覧 105
多動性障害 35
断酒会* 20
知的障害 31
痴呆の評価 80
追想 6
THP* 46
────能力 23
────機制 23
テクノストレス 47
────不安症 47
────依存症 47
てんかん気質 62
投影 24
同一化 25
統合失調症（旧・精神分裂病） 12
────────早発型 45

逃避 25
取り入れ 24

な行

任意入院 69
認知 6
────的発達 34

は行

反響言語 7
判断の委譲 91
反動形成 24
否認 24
不適応 22
不登校 38
分離不安 34
偏食 35
防衛機制（心理機制，のりこえ術） 24
母子保健 27
補償・代償 24

ま行

マタニテイ・ブルー* 28
ミクロとマクロ 61
無意識 8
面接 57
妄想* 6

や行

夜尿・遺尿　35
ヤマイ　10
抑圧　24

ら行

リエゾン精神医学　28
レノックス・ガストー症候群　31

わ行

笑いの効用　93

著者略歴

中田　輝夫
（なか　だ　てる　お）

- 1937 年　東京都に生まれる
- 1964 年　昭和医科大学（当時）卒
- 1965 年　航空自衛隊医官任官
- 1972 年　昭和大学大学院卒
- 1976 年　昭和大学医学部講師（精神医学教室）
- 1987 年　同　助教授
- 1997 年　同　客員教授

主な著書

精神神経科ポケットブック−ポリクリ・研修医のために−（医学研修出版社，1982）職場のメンタルヘルス・サービス（新興医学出版社，1997）いずれも単著，問題中心・精神医学の研修（医学研修出版社，西尾友三郎・伊東昇太編，1982）分執，飛行とこころ（鳳文書林，黒田　勲編，1992）分執，精神科Q＆A（金原出版，長谷川和夫編，1988）分執，精神医学講座（朝倉書店，保崎秀夫編，発刊準備中）分執の他，一般向け啓蒙書として気になる症状（産能大出版部，1975），危険心号（毎日新聞社，1979），だましの構造（毎日新聞社，1980），食欲ありますか（女子栄養大出版部，1982），精神科医の落語診断（青蛙房，1986），落語に学ぶメンタルヘルス（青蛙房，1996），副読本・医療こころ学（新興医学出版社，1998）いずれも単著

ⓒ 2002　　　　　　　　　　　第 1 版発行　2002 年 11 月 25 日

副読本・よりよく生きる学
−それがメンタルヘルスです−

定価（本体価格 2,000 円＋税）

著　者	中　田　輝　夫
発行者	服　部　秀　夫

検印省略

発行所　　株式会社　新興医学出版社
〒113-0033 東京都文京区本郷 6-26-8
電話　03(3816)2853
FAX　03(3816)2895

印刷　株式会社　春恒社　　　　　郵便振替　00120-8-191625

ISBN 4-88002-457-0

- 本書の複製権・翻訳権・上映権・譲渡権・公衆送信権（送信可能化権を含む）は株式会社新興医学出版社が所有します。
- **JCLS** ＜㈳日本著作出版権管理システム委託出版物＞
  本書の無断複写は著作権法上での例外を除き禁じられています。複写される場合は，その都度事前に㈳日本著作出版権管理システム（電話 03-3817-5670，FAX 03-3815-8199）の許諾を得てください。